WWW.DENKENISTLENKEN.DE

Erster Druck   ISBN 978-3-9811752-1-9
© 2007 Edith Hagenaar, Palaysia, Gronau
Entwurf Edith Hagenaar   DTP www.dtpmarjolein.nl
Übersetzung Katrin Brait
© Illustrationen (Seiten) Bülent Ince (16), Bora Ucak (42, 63),
Olga Telnova (Umschlag, 25, 30, 56, 71, 93), Palaysia (Übrige)

Vorsicht: Diese Affirmationen sind zur Unterstützung während der Schwangerschaft und bei der Geburt gedacht. Sie sind NICHT zu dem Zweck geschrieben, eine fachkundige Begleitung durch eine Hebamme, einen Gynäkologen oder Arzt (regulär oder alternativ) überflüssig zu machen. Verwende diese Affirmationen daher zusätzlich zu deiner normalen Begleitung, Therapie und/oder vorgeschriebenen Medikamenten.

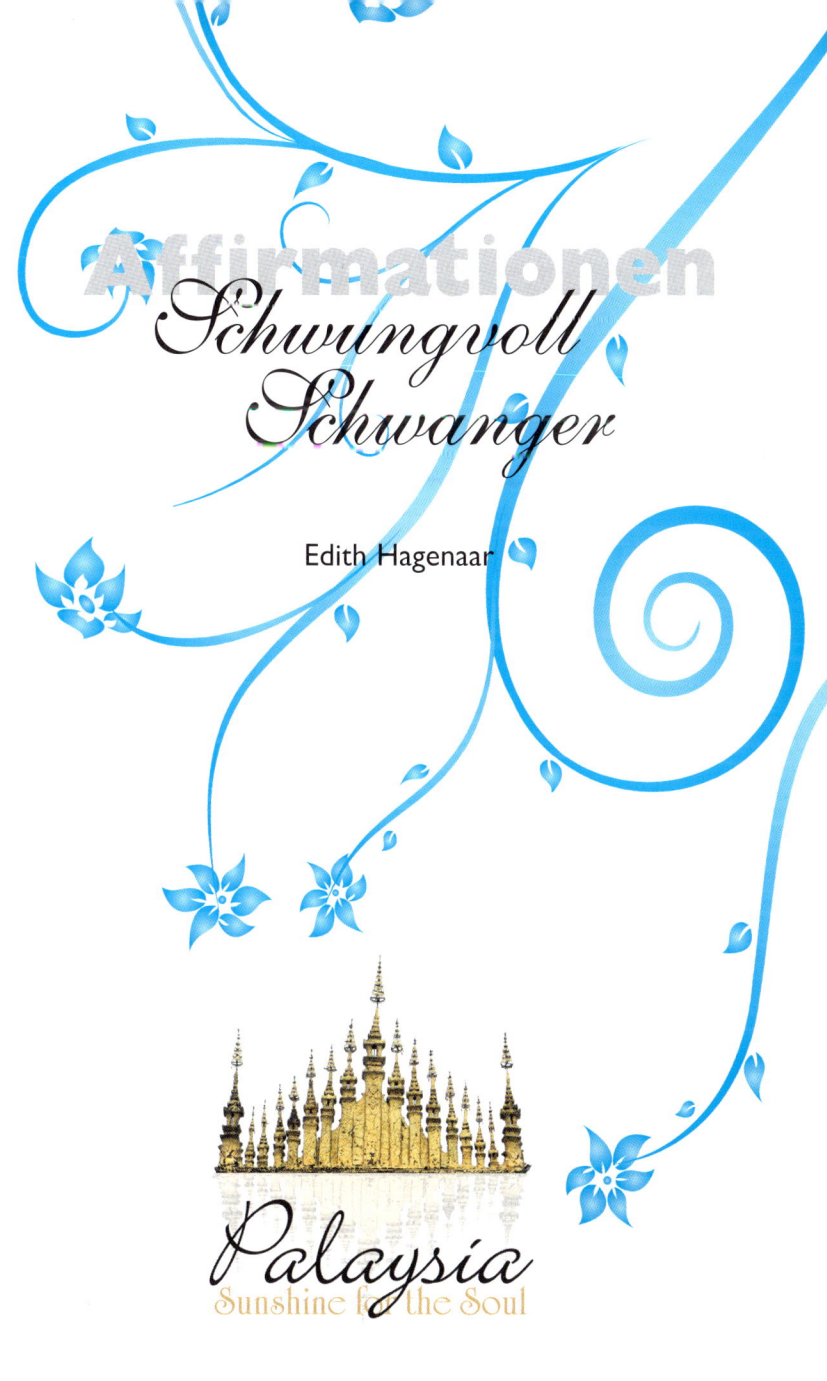

Affirmationen

Schwungvoll Schwanger

Edith Hagenaar

Palaysia
Sunshine for the Soul

Eine warme Umhüllung

Im Herbst 2006 bekam ich von der schwangeren Carina ein Email mit der Frage ob ich nicht ein oder zwei Schwangerschaftsaffirmationen für sie hätte. Ich dachte sofort: das ist eine gute Idee. Als Webmaster von www.denkenistlenken.de und Autor der dazugehörigen 'Affirmationen des Monats' gehörte es zu meinen bevorzugten Beschäftigungen um Affirmationen zu gestalten. Aber schon bald habe ich eingesehen, dass diese Aufgabe beinahe unmöglich ist. Wie kann man so etwas Grosses, Wunderbares und Kompliziertes wie eine Schwangerschaft und die dazugehörige Geburt in nur ein oder zwei Affirmationen zusammenfassen?

Während des Schreibens – und dabei zurückdenkend an meine eigenen drei Schwangerschaften – kamen immer neue Affirmationen zustande. Ich antwortete Carina: Es wird ein Buch! Das letztendliche Resultat hast du jetzt in deiner Hand.

Mit diesem Buch hege ich den Wunsch, euch zu helfen und zu unterstützen in allen Facetten der Schwangerschaft und natürlich auch bei der Geburt eures Kindes. Auf diese Weise hoffe ich, dass ihr diese besondere Periode in eurem Leben als schön

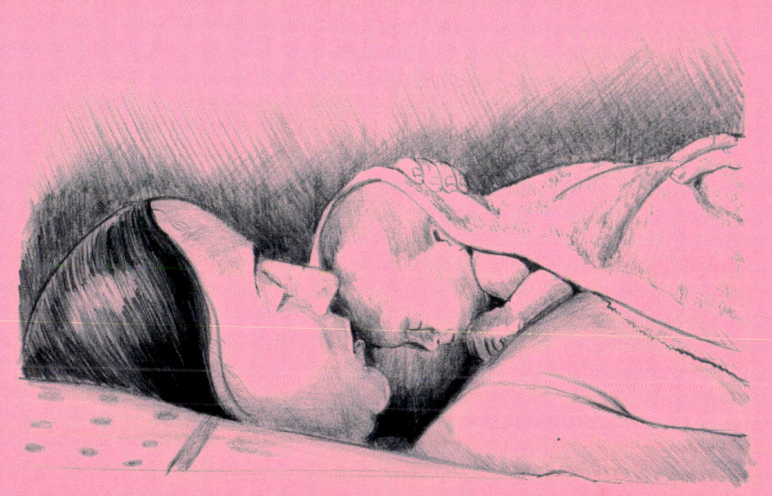

Zeichnung von meiner Tochter Saffier und mir, ein paar Minuten nach der
Geburt

und magisch, statt beängstigend, schwer, lästig oder
sorgenvoll erfahrt – selbst dann, wenn es (medizinische)
Komplikationen gibt.

Liebe Leser, nimm dir Zeit, um dieses Kindchen in aller
Ruhe zu empfangen. Gönne dir selbst, deinem Partner
und deinem Baby die warme Umhüllung von schönen,
liebevoll ausgesprochenen Worten. Laßt diese
Affirmationen euch während einer gesunden, ruhigen
und fantastischen Schwangerschaft und Geburt
begleiten. Genießt diese Zeit!

Edith Hagenaar

Was ist eine Affirmation?

Eine Affirmation ist ein Text, oft nur ein Satz, den du in Gedanken oder auch laut aussprichst und der deine Gedanken beeinflusst und verstärkt. Du verwendest jeden Tag Affirmationen ohne dir darüber bewusst zu sein. Für dich selber ("Das gelingt mir nie!"), für deine Kinder ("Du bist aber lästig heute!") oder für andere ("Das ist viel zu schwierig für dich"). Auch mit Bezug auf Schwangerschaft und Geburt hast du verschiedenste Affirmationen im Kopf – oft unbewusst. Das sind Überzeugungen, die sich auf unterschiedliche Manier festgelegt haben:

- Durch Traumata während der eigenen Geburt;
- Durch Geschichten die andere Mütter erzählen oder im Fernsehen zu sehen waren;
- Durch Ammenmärchen und andere Bemerkungen die regelmäßig zu hören oder zu lesen sind;
- Durch eigene Fantasien und Schreckbilder;
- Durch andere Geburten bei denen du zugegen warst.

Meistens verwenden wir Affirmationen auf eine negative Art und Weise. Ungesunde Affirmationen rund um Schwangerschaft und Geburt sind z.B.:

- Natürlich ist mir wieder jeden Tag schlecht.
- Ich finde meinen Bauch hässlich, ich hoffe nicht, dass ich Schwangerschaftsstreifen bekomme.
- Du wirst sehen, mein Mann ist gerade auf Geschäftsreise, wenn das Baby kommt.
- Lasse das Baby doch endlich kommen. Ich habe genug von diesem dicken Bauch.
- Ich habe Angst vor einem Dammriss.

Manche dieser Affirmationen sind für uns leicht zu erkennen. Wir verwenden sie oft in Gesprächen mit anderen. Ein Beispiel dafür wäre: "Ich bin ganz schön nervös wegen der bevorstehenden Geburt!"

Andere Affirmationen sind nur in unserem Unterbewusstsein verankert und dadurch nicht so leicht zu erkennen. Ein Vorbild ist eine Überzeugung, die während der eigenen

Manche negative Affirmationen sind schwer zu erkennen.

Geburt angenommen werden kann: "Wenn du geboren wirst, musst du Schmerzen leiden." Das diese Affirmationen dich begleiten ist dir oft nicht bewusst. Sie sind jedoch eine Tatsache und können eine große, leider negative Rolle spielen während deiner Schwangerschaft und der Geburt.

Eine Tante von mir hat beide ihrer Kinder mit Kaiserschnitt zur Welt gebracht. Vor allem bei ihrem ersten Kindes hatte sie schreckliche Angst: ihre eigene Mutter war bei ihrer Geburt gestorben. Die Angst, selber zu sterben bei der Geburt ihres Kindes war so groß, dass sie dem Geburtsprozess unbewusst entgegenwirkte.

Die Affirmationen in diesem Buch helfen dir um sowohl mit deinen bewussten als auch unbewussten negativen Überzeugungen zu brechen und sie durch positive zu ersetzen, die deine Lebenskraft verstärken. Wenn du sie bewusst und auf eine positive Manier verwendest und sie regelmäßig wiederholst, bringst du Veränderung in deine Denkmuster – und daher auch in den Verlauf der Schwangerschaft und Geburt. Denn wenn du denkst, etwas zu können, ziehst du tatsächlich die Energie an, die dir hilft etwas gelingen zu lassen. Denkst du etwas nicht zu können, ist ein Misslingen meistens vorprogrammiert, weil dir deine Überzeugung sozusagen Steine in den Weg legt.

Ich werde es so darstellen: Kennst du alle Sätzchen des 6er Ein-Mal-Eins auswendig? Oder gewisse Grammatikregeln? Oder den Text von minimal 10 Liedern? Durch ständige Wiederholung hast du diese Informationen gespeichert und weißt du die Antworten ohne nachdenken zu müssen. Das ist äußerst praktisch, da du auf diese Art und Weise nicht jedes Mal aufs Neue ausrechnen musst, wie viel 5 mal 6 ist. Ein anderes Beispiel: Während deiner ersten Autofahrstunden musstest du über alles nachdenken. Gleichzeitig denen Verkehr im Auge behalten, blinken, schalten, lenken und Gas geben hat dich damals überfordert. Schon nach einiger Zeit waren die Handlungen allerdings automatisiert und konntest du während des Autofahrens auch noch mit jemanden reden oder ein Lied mitsingen. Die Handlungen sind so ‚normal' geworden, dass du nicht mehr darüber nachdenken musst.

Beide Beispiele illustrieren, was passiert wenn du eine neue Affirmation in dir pflanzt. Bald siehst du sie als Wahrheit und handelst automatisch danach. Es kommt oft vor, dass du Affirmationen liest oder hörst, die dich stark ansprechen. Affirmationen bei denen dein Herz einen kleinen Sprung macht, wenn du sie vorliest. Als ob dein Körper mit ganzer Seele ruft: Ja, diese Affirmation will ich oft hören! Dein Bewusstsein erkennt diese Wahrheit und will sie nur zu gerne in dir integrieren. Du wirst auch merken, dass es dir leicht fällt diese Affirmation auswendig zu lernen und ganz von selbst regelmäßig zu wiederholen.

Ja, diese Affirmation will ich oft hören!

Manchmal jedoch kann es auch passieren, dass du eine bestimmte Affirmation beinahe nicht aussprechen kannst. Du bringst sie dann einfach nicht über die Lippen. Du kannst auch zornig oder traurig werden, wenn du eine bestimmte Affirmation liest oder aussprichst. Das bedeutet, dass die Überzeugung des Gegenteils sehr tief in dir verwurzelt ist. Es fordert Einsatz, Mut und Durchhaltevermögen von dir um diese Affirmationen in ein neues, positives Denkbild umzubiegen und in deinem System zu integrieren. Sicher ist, dass du es kannst! Auf den nächsten Seiten liest du dann auch, wie du deine negativen Überzeugungen durch positive ersetzen kannst.

Arbeiten mit Affirmationen

Du kannst auf unterschiedliche Manieren mit Affirmationen arbeiten. Im folgenden Kapitel werden sie erklärt. Ich würde dir anraten um mehrere Methoden zu verwenden, aber vor allem das zu tun, wobei du dich gut fühlst. Du brauchst auch keine Angst davor zu haben, zuwenig zu tun. Jeder geht auf seine Weise damit um. Der eine wendet jeden Tag Zeit auf um sich mit Affirmationen zu beschäftigen, der andere vielleicht nur einmal in vierzehn Tagen.

1. Vorlesen

Lese dir jeden Tag alle Affirmationen, die in diesem Buch stehen, vor. Am besten in der Früh bevor du aufstehst und am Abend vor dem Schlafengehen. Lege das Buch auf einen sichtbaren Platz bei deinem Bett, sodass du immer daran erinnert wirst.

2. Aufnehmen

Nimm alle Affirmationen in diesem Buch auf. Eine Kassette oder MP3 kannst du abspielen während du im Zug oder auf dem Fahrrad sitzt oder sogar am Kochen bist, Auto fährst oder in der Badewanne liegst. Ein guter Zeitpunkt, diese Affirmationen anzuhören ist,

Der eine wendet jeden Tag Zeit auf um sich mit Affirmationen zu beschäftigen, der andere vielleicht nur einmal in vierzehn Tagen.

wenn du deinen Bauch massierst – übrigens ein guter Tipp vor dem Schlafengehen.

Für die Geburtsaffirmationen kannst du am besten eine extra Aufnahme machen, sodass du sie auch während der Geburt verwenden kannst. Natürlich kannst du dafür auch die MP3-Aufnahme verwenden, die du gratis von www.palaysia.com/zfile3 runterladen kannst.

3. Posters machen

Nimm 4 oder 5 Affirmationen, die dich am meisten ansprechen und schreibe sie auf gelbe post-it Blätter. Du kannst auch am Computer schöne Posters davon machen. Befestige sie an Stellen, wo du dich viel aufhältst oder oft vorbeikommst: die Toilette, der Spiegel im Badezimmer oder beim Bildschirm deines Computers. Am Anfang ist es wichtig, dass du jedes Mal wenn du so ein Poster siehst, die Affirmation liest. Später genügt es schon, nur das Poster zu sehen, um die Affirmation in Gedanken zu hören.

4. Mehr Posters machen

Nimm 4 oder 5 Affirmationen, die dir am meisten widerstreben und schreibe sie auf gelbe post-it Blätter. Du kannst auch am Computer schöne Posters davon machen. Befestige sie an Stellen, wo du dich viel aufhältst oder oft vorbeikommst: die Toilette, der Spiegel im Badezimmer oder beim Bildschirm deines Computers. Am Anfang ist es wichtig, dass du jedes Mal wenn du so ein Poster siehst, die Affirmation liest. Später genügt es schon, nur das Poster zu sehen, um die Affirmation in Gedanken zu hören.

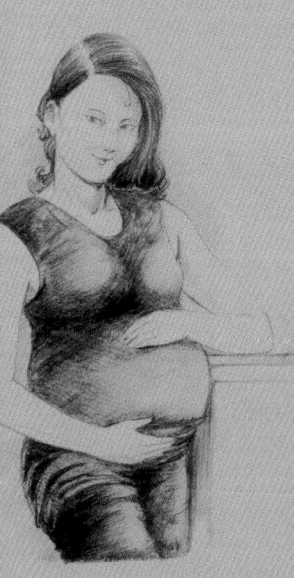

5. Brich mit deiner negativen Überzeugung

Diese Methode kann etwas unangenehm sein, ist aber eine effektive Manier um negative Überzeugungen innerhalb von Stunden umzubeugen in positive.

Schreibe auf die linke Seite einer Blattseite die Affirmation mit der du am meisten Probleme hast. Schreibe daneben auf die rechte Seite des Blattes den

Gedanken, der beim Schreiben der Affirmation in dir aufkommt. Oft genug ist dieser nicht sehr positiv. Machst du jedoch weiter, wirst du merken, dass du deine Haltung veränderst. Auf der linken Seite wiederholst du immer wieder dieselbe Affirmation, während du auf der rechten Seite die aufkommenden Gedanken niederschreibst. So erreichst du den tiefsten Punkt, der sich in deiner negativsten Überzeugung äußert. Du wirst merken, dass deine Gedanken danach langsam aber sicher immer positiver werden. Du wirst ein einzige Affirmation manchmal bis zu 100 mal aufschreiben müssen, Fahre solange fort bis du die Affirmation lachend und mit frohem Herzen, laut und deutlich aussprechen kannst. Erst dann hast du den positiven Text als Wahrheit in dir integriert. Diese Methode kannst du zum Beispiel einmal pro Woche anwenden. Verwende dann jedes Mal eine andere Affirmation.

Aufgepasst: Der Widerstand um weiter zu machen ist oft am größten, wenn du kurz vor einem Durch-bruch stehst. Erinnere dich immer daran, wenn du die Neigung verspürst nicht mehr weiter zu schreiben. Speziell für diese Methode kannst du das dafür erstellte Arbeitsbuch "Durchbrich deine Denkbilder" verwenden. Dieses kannst du bestellen via www.denkenistlenken.de.

Siehe auch das nächste Beispiel:

ch bin eine gute Mutter.	Ich mache sicher alles falsch.
h bin eine gute Mutter.	Ich kann das ja gar nicht.
h bin eine gute Mutter.	Andere können es viel besser.
h bin eine gute Mutter.	Ich habe Angst, Fehler zu machen.
h bin eine gute Mutter.	Jeder macht Fehler.
h bin eine gute Mutter.	Auch 'gute' Mütter machen Fehler.
h bin eine gute Mutter.	Ich bin eine gute Mutter.

Körpersprache und Betonung

Wenn zwei Menschen miteinander sprechen, bestimmen die gewählten Wörter nur 7% von dem, was der Zuhörer versteht. Körpersprache bestimmt für circa 55% wie das Gesagte durch den andere interpretiert wird, während die Betonung oder der Klang der Stimme für 38% bestimmt, wie eine Botschaft aufgefasst wird. Körpersprache und Betonung werden vor allem durch das Gefühl gelenkt. Es wird davon ausgegangen, dass bei Selbstgesprächen diese Komponenten im selben Verhältnis zueinander stehen. Wie effektiv eine Affirmation also ist, wird also mitbestimmt durch die Art und Weise wie du sie aussprichst. Nimm darum beim Arbeiten mit Affirmationen eine aktive aber auch entspannte Haltung ein und sprich die Wörter deutlich und voller Hingabe aus – selbst dann – wenn du fühlst, dass deine Überzeugung negativ ist gegenüber der gewählten Affirmation.

Schwanger!

Gratulation, ein Kindchen kommt in euer Leben! Vielleicht fühlst du ja schon ein Strampeln in deinem Bauch. Sollte das noch nicht der Fall sein, ist es nur eine Frage der Zeit bis es soweit ist. Über den Rest deiner Schwangerschaft und auch über die Geburt hast du dir mittlerweile schon allerlei Gedanken gemacht.

Du hast sicher schon das eine oder andere gelesen über Schwangerschaft und Geburt. So weißt du auch, dass sowohl bei der Schwangerschaft als auch bei der Geburt viele Faktoren eine Rolle spielen: deine körperliche und geistige Verfassung, deine Erfahrungen, deine Überzeugungen, deine Ängste, deine Nervosität und nicht zu letzt auch deine Hormone. Außerdem umfasst der Geburtsprozess mehrere Abschnitte, beginnend bei der Empfängnis bis hin zum Stillen. Wenn du alle Affirmationen in diesem Buch verwendest, arbeitest du am ganzen Spektrum dieses Prozesses. Du sorgst auf diese Weise für gesunde und positive Überzeugungen mit Bezug auf alles was mit Schwangerschaft und Geburt zu tun hat.

Jede Schwangerschaft kennt ihre eigenen Denkbilder. Vielleicht bist du unerwartet schwanger geworden und siehst gefühlsmäßig mit Befürchtungen dem Kommen deines Kindes entgegen – ganz egal wie willkommen dieses Kindchen auf rationellem Niveau auch ist. Vielleicht hat deine vorige Schwangerschaft durch eine Fehlgeburt ein plötzliches Ende gefunden und hast du nun Angst, auf dieses Kindchen zu vertrauen. Vielleicht war deine eigene Geburt schwierig und du willst darum nicht an die Geburt deines Kindes denken. Welche negativen Überzeugungen auch eine Rolle spielen bei dieser speziellen Schwangerschaft – bewusst oder unbewusst – die Affirmationen in diesem Buch helfen dir mit ihnen zu brechen.

> Während meiner drei Schwangerschaften habe ich intensiv mit Affirmationen gearbeitet. Alle drei Geburten verliefen kurz und reibungslos. Alles ging fantastisch.

Vielleicht kannst du den letztendlichen Verlauf der Geburt nicht völlig beeinflussen – wir wissen schließlich nie was das Leben noch für uns auf Lager hat – durch das Umbeugen deiner eigenen negativen Überzeugungen und Ängste kannst du jedoch ganz bestimmt beitragen an eine ruhige, einfache und sichere Schwangerschaft und Geburt.

Für den Partner

Dieses Buch ist sowohl für die schwangere Frau als auch ihren Partner geschrieben. Für beide ist es gut um mit diesen Affirmationen zu arbeiten, egal ob du das Kind in dir trägst oder ob es deine eigene (biologische) Frucht ist oder nicht. Auch der Partner hat so seine eigenen Denkbilder im Bezug auf die Schwangerschaft und Geburt und auch diese haben Einfluss auf deren Verlauf. Positive Überzeugungen beim Partner tragen genauso an eine positive, liebevolle und einfache Schwangerschaft bei wie deine eigenen.

Die Affirmationen sind alle von der Mutterrolle aus gesehen. Der Vater kann dann das Wort 'Mutter' durch 'Vater' ersetzen. Es ist auch bei den Affirmationen selbst angegeben. Wenn es rein um das Tragen des Kindes geht, kann der Partner die Affirmationen in die zweite Person übertragen und der schwangeren Frau vorlesen.

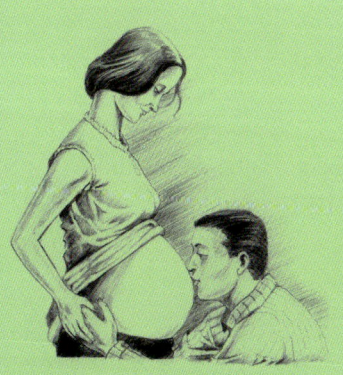

Visualisieren

Deine Haltung während des Aussprechens einer Affirmation bestimmt wie tiefgehend ihr Effekt ist. Sprichst du mit uninteressierter, gestresster oder grantigen Stimme, wirken die Affirmationen weniger gut. Sorge dafür, dass du Zeit und Ruhe hast, die Affirmationen entspannt und mit offenem und frohem Herzen auszusprechen.

Wenn du visualisierst was du aussprichst oder liest, bekommen die Worte noch mehr Kraft. Visualisieren bedeutet, dir etwas bildlich vorzustellen, also etwas vor dem inneren Auge zu sehen. Wenn du zum Beispiel mit einer Körperaffirmation beschäftigt bist, stellst du dir deinen schwangeren Körper, in einem starken, strahlenden und gesunden Zustand vor. Arbeitest du an einer Kindaffirmation, stellst du dir das Baby in deinen Armen vor, und so weiter.

Während meiner drei Schwangerschaften habe ich mir regelmäßig, beinahe jeden Abend, die Geburt so wie ich sie mir im positiven Sinne vorstellte, visualisiert. Damit habe ich das gewünschte Szenario sowohl in meinem Kopf als auch in meinen Körper festgelegt. Denke einmal darüber nach wie deine ideale Geburt aussehen soll: wo, wann, wie, wie lange. Spiele dieses Skript regelmäßig in deinem Kopfe durch, am besten in froher, entspannter Stimmung.

Gehirnstudien haben nachgewiesen, dass dein Körper immer auf dieselbe Art und Weise reagiert, ganz egal ob du etwas tatsächlich tust oder nur visualisierst. Das heißt, wenn du dir bildlich vorstellst, in einem Rennauto zu fahren, produziert dein Körper dieselben Stoffe, als wenn du tatsächlich in diesem Auto sitzen würdest. Für die Geburt bedeutet dies, dass du sehr wohl im Voraus üben kannst, im Gegensatz zum allgemeinen Glauben. Verstehst du jetzt auch wie gefährlich es sein kann, deine Gedanken auf eine dramatische Geburt zu richten, sowie einen ungeplanten Kaiserschnitt oder eine Geburt die 30 Stunden dauert?

Denke immer daran nach einer Visualisierung, dass gewünschte Szenario wieder los zu lassen. Damit öffnest du nicht nur den Weg für eine bessere Möglichkeit, sondern wird es für dich selber auch einfacher, mit einem anderen Ablauf um zu gehen. Möchtest du eine Visualisierung loslassen, kannst du mit folgendem Satz abschließen: "So sehe ich es gerne, aber ich übergebe es jetzt dem Leben."

Schlussbemerkungen

Natürlich beginnen wir so mit den Affirmationen – nur noch ein paar wichtige Bemerkungen im Voraus.

• In manchen Affirmationen spreche ich über einen vollkommenen Körper, obwohl es auch möglich ist, dass dein Kindchen eine Behinderung oder eine andere Abweichung hat. Dafür gibt es zwei Gründe. Erstens teilst du den sich entwickelnden Zellen mit, um perfekt und vollkommen zu wachsen. Du programmierst gesunde Zellen um ihre Arbeit gut zu vollbringen. Die weniger gesunden oder abweichenden Zellen programmierst du so, dass sie wieder auf Vordermann kommen und sich auch wieder vollkommen entwickeln – genau so wie es ihnen eigentlich zugrunde liegt.

Der zweite Punkt hat einen tieferen Hintergrund. Ich bin nämlich davon überzeugt, dass eine Seele sich auch bewusst für eine bestimmte Abweichung entscheiden kann, um damit auf der Erde zu leben und zu lernen. Selbst wenn dein Kindchen also eine Abweichung zu haben scheint, ist sein Körper vollkommen. Vielleicht nicht nach unseren irdischen Maßstäben, aber sicher wenn wir uns auf die Absichten der Seele richten. Betreffende

Affirmationen helfen dir dann auch dabei eine Abweichung deines Babys zu akzeptieren.

• Erwartest du Zwillinge oder Mehrlinge? Passe die Affirmationen dementsprechend an.

• Du brauchst nicht an die Affirmationen zu glauben, um sie ihre Arbeit tun zu lassen. Sprichst oder liest du sie allerdings mit negativen Gefühlen, sendest du gegenteilige Signale aus. Dadurch wird ihr Effekt um ein Vielfaches verringert. Zweifelst du noch wegen einer bestimmten Affirmation, gönne ihr dann den Vorteil des Zweifels: öffne dein Herz während des Aufsagens und sprache sie mit Freude aus.

Öffne dein Herz!

• Betone beim Aussprechen einer bestimmten Affirmation immer ein anderes Kernwort des Satzes und spiele mit der Betonung desselben. So empfindest du die ganze Essenz der Affirmation und behandelst bewusst alle ihre Aspekte.

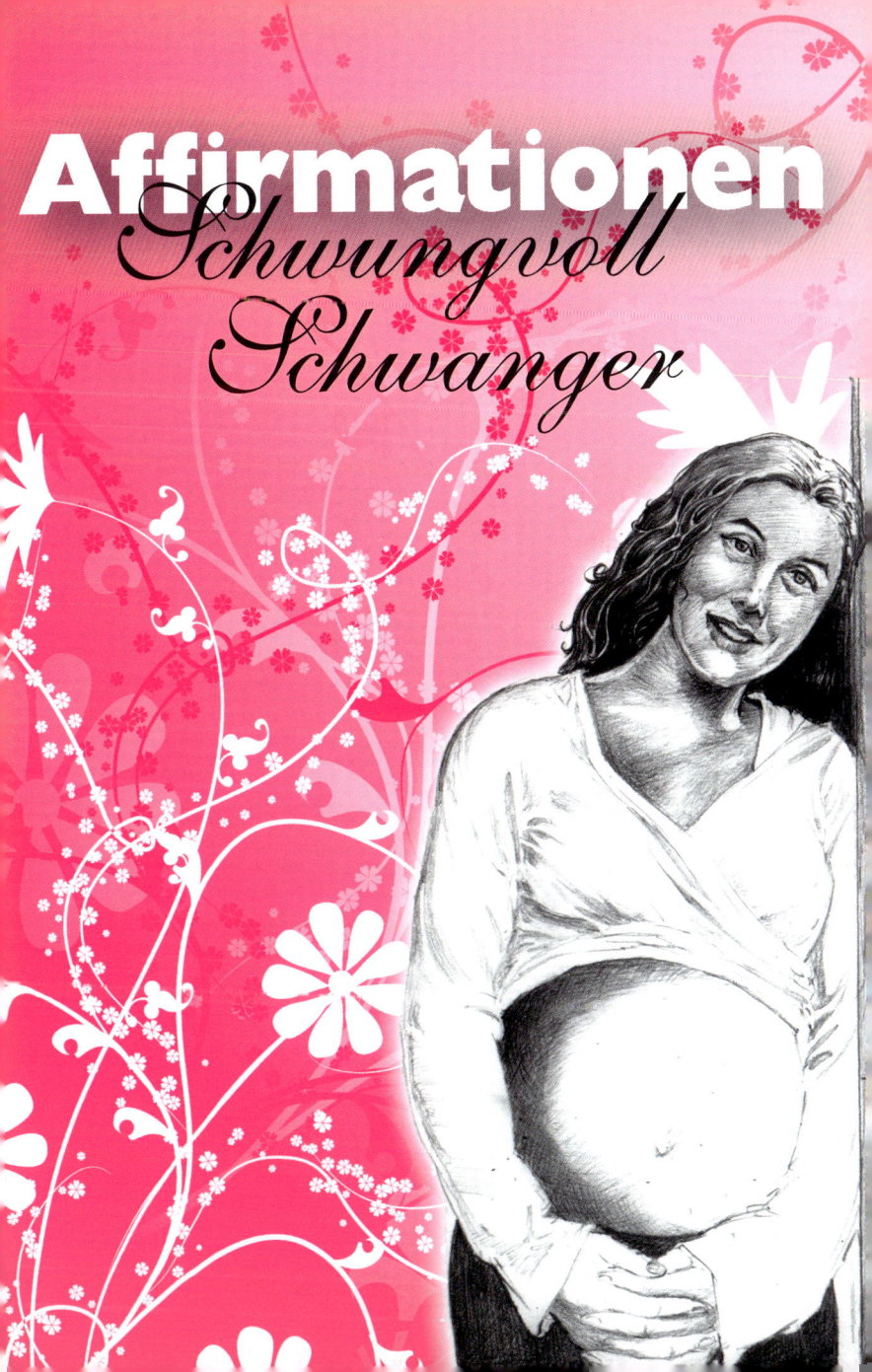

Affirmationen
Schwungvoll
Schwanger

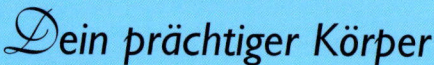

Dein prächtiger Körper

Während deiner Schwangerschaft passiert alles Mögliche in deinem Körper. Nach außen sichtbar ist das vor allem an deinem immer größer werdenden Bauch. Die Veränderungen werden nicht immer als angenehm empfunden, vor allem dann nicht, wenn von Problemen oder medizinischen Komplikationen die Rede ist. Die Gedanken die du über deinen Körper hast bestimmen in großem Masse die Manier worauf du diese Schwangerschaft körperlich erfährst.

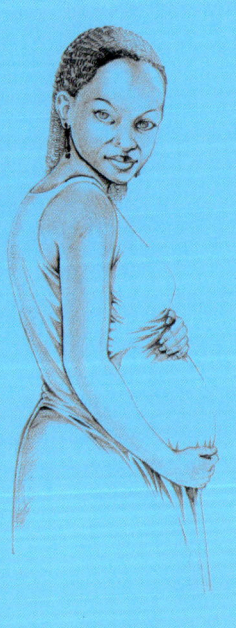

Tipp für den Partner: setze alles in die zweite Person und lese die Affirmationen liebevoll deiner Frau vor. Zum Beispiel: Ich akzeptiere die Veränderungen deines Körpers. Ich liebe deinen dicken Bauch. Dein Körper ist vital und gesund.

Ich akzeptiere die Veränderungen meines Körpers.
Ich liebe meinen dicken Bauch.

Mein Körper ist stark und kräftig, er kann mein
wachsendes Kindchen tragen.

Mein Körper trägt mit Leichtigkeit das Gewicht
meines Kindes, das Fruchtwasser und die Plazenta.

*Mein Körper ist
vital und gesund.*

Alles was mein Kindchen braucht kann mein Körper
produzieren.

Mein Körper hält mein Kindchen gesund.

Mein Körper gibt nur das weiter, was auch gesund
ist für mein Kindchen.

Meine Füße und Knie sind geschmeidig und stark.

Ich akzeptiere die Veränderungen meines Körpers in
Liebe.

Ich höre auf die Bedürfnisse meines Körpers.

Ich weiß selbst am besten, was gut ist für meinen Körper.

Ich helfe meinem veränderten Körper durch gute Ernährung.

Ich vertraue vollkommen auf meine Intuition.

Mein Körper ist ein prächtiger Palast für mein Kindchen.

Mein Körper bietet meinem Kindchen Geborgenheit.

Schwangerschaft ist ein natürlicher und gesunder Körperzustand.

Ich gönne meinem Körper genügend Ruhe.

Die Haut meines Bauches ist kräftig, flexibel und dehnbar.

Ich genieße es, gesundes Essen für mich zuzubereiten und genüsslich zu verzehren.

Ich finde es herrlich, um gut für meinen Körper zu sorgen.

Mein Kindchen wächst mit Hilfe der Kraft meines Körpers.

Mein Körper verdient meine gute Versorgung.

Mein Körper ist fähig, ein gesundes Kindchen zu baren.

Mein Kindchen wiege ich durch die Bewegungen meiner Gebärmutter.

Ich habe einen fantastischen Körper.

Ich bin dankbar, dass mein Körper mein Kindchen so gut versorgt.

Bei körperlichen Problemen findest du passende Affirmationen in dem Kapitel "Schwanger-schaftsbeschwerden und –komplikationen" auf Seite 46.

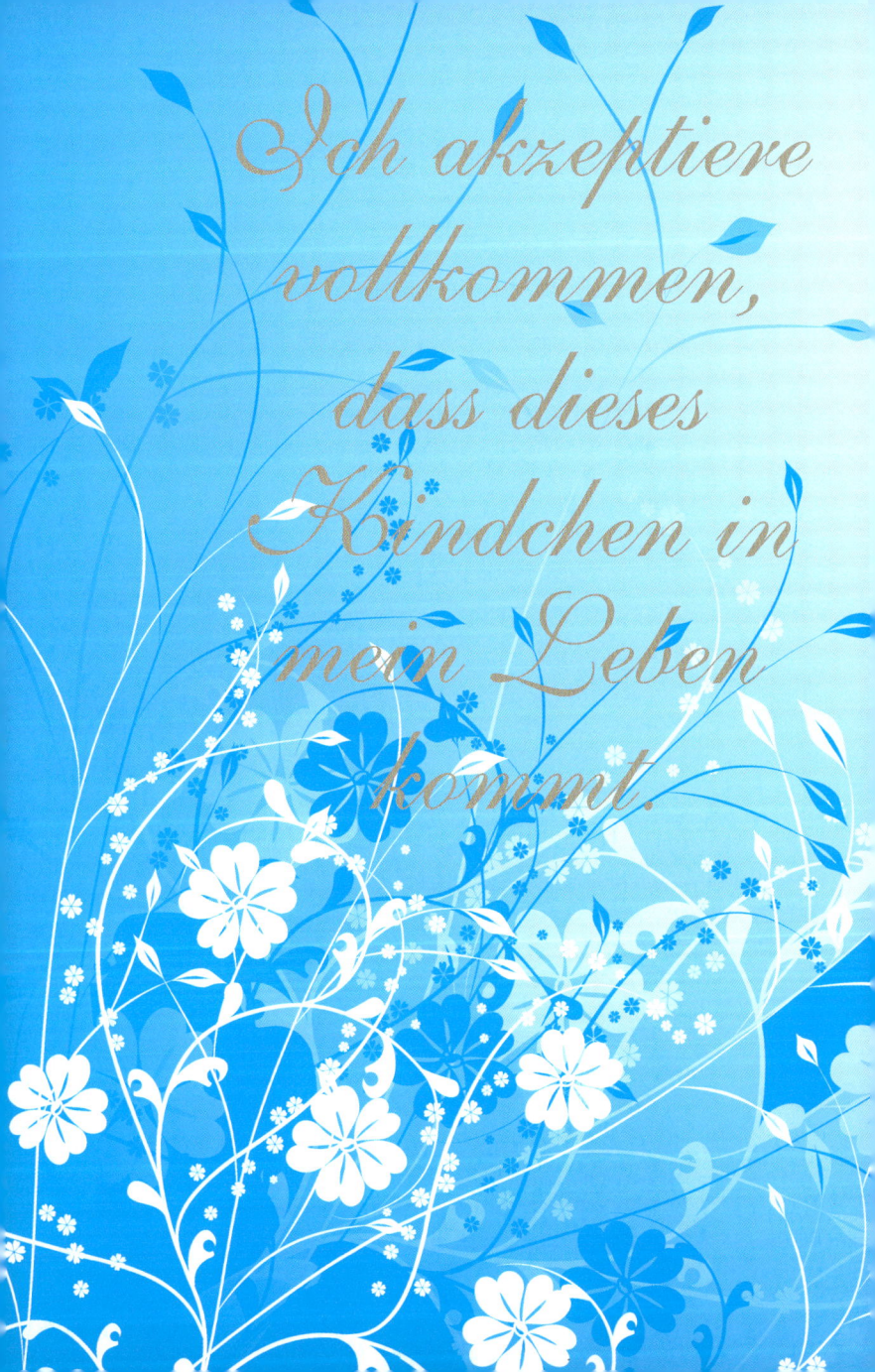

Ich akzeptiere
vollkommen,
dass dieses
Kindchen in
mein Leben
kommt.

An das ungeborene Kindchen

Affirmationen die du an dein Kindchen richtest, sprechen nicht die Seele des Kindes an. Mit der Seele kommunizierst du auf einem anderen, tieferen Niveau. Es ist gut möglich, während Meditationen oder Träumen mit der Seele des Kindes Kontakt auf zu nehmen. Die Affirmationen in diesem Buch sind jedoch an das Tagesbewusstsein deines Kindes gerichtet. Im Tagesbewusstsein kann dein Kindchen Ängste und Schreckreaktionen und auch andere Gefühle erfahren: Traurigkeit, Fröhlichkeit, Glück, Geborgenheit, Angst, und so weiter. Gefühle die du als Mutter hast, resonieren auch in deinem Kindchen und können sich im Zellengedächtnis seines Körpers festsetzen.

Während meiner dritten Schwangerschaft konnte ich die Finger nicht von Schokolade lassen. In erster Linie fühlte ich mich gegenüber meinem Kindchen schuldig. Damals habe ich begonnen mit meinem Baby zu sprechen: "Es ist ok, einem Bedürfnis nachzugeben, unser Körper braucht das anscheinend und dann ist es gut so. Schokolade ist lecker und ich genieße enorm davon." Meine Jüngste ist – wie du dir sicher denken kannst – ganz verrückt nach Schokolade. Sie hat jedoch eine schlanke und sehr sportive Figur. Schuldgefühle beim Essen von Schokolade sind ihr fremd und auch Obst ißt sie mehr als genug.

Die folgenden Affirmationen sind dazu da, dein Kindchen die Sicherheit deiner Liebe fühlen zu lassen und ihm Vertrauen zu geben, für den von ihm gewählten Lebensweg. Ein Kindchen das ohne Angst und voller Vertrauen dem neuen Leben entgegensieht, wird zur Zeit der Geburt einfach und reibungslos dem Geburtsprozess folgen, ohne zu zögern oder sogar dagegen zu arbeiten. Außerdem gibst du auf diese Weise deinem Kindchen schon vor der Geburt ein Gefühl von Vertrauen in sein eigenes Können mit, das auf diese Weise sicher in seinem Gefühlsleben verankert ist. Sein ganzes Leben lang wird es davon profitieren können.

Einige Affirmationen wirken auf euch beide ein. Und die meisten der Affirmationen können auch nach der Geburt des Kindes verwendet werden. Ja sogar viele Jahre danach können sie noch ein guter Begleiter sein.

Sprich die Affirmationen unmittelbar deinem Kind zu. Richte deine Aufmerksamkeit auf das Kindchen in deinem Bauch, lege die Hände auf deinen Bauch oder massiere ihn sanft.

Erwartest du Zwillinge oder Mehrlinge? Richte deine Aufmerksamkeit dann abwechselnd auf jedes Kindchen, sodass sie alle ihre eigene Affirmation von dir bekommen.

Du bist willkommen in unserem Leben.

Ich grüsse das Licht das du bist.

Ich bin dankbar dass du in unser Leben gekommen bist.

Ich vertraue dir vollkommen.

Ich liebe dich.

Es ist schön auf der Erde. Du bist willkommen und gewünscht.

Du bist sicher und geborgen.

Dein Körper ist kräftig und gesund.

Du bist stark genug, um das Leben zu führen, das du gewählt hast.

Nimm dir alle Zeit in meinem Bauch, die du benötigst.

Ich höre, was du mir zuflüsterst.

Ich gebe dir soviel Raum, wie du benötigst.

Ich fühle mich geehrt, dass du mich als Mutter (Vater) gewählt hast.

Deine Seele kreiert den vollkommenen Körper für dich.

Ich finde es herrlich, deinen Körper eine zeitlang in meinem Bauch zu tragen.

Ich freue mich darauf, dich in meine Armen zu halten. Ich warte jedoch geduldig, bis du dafür bereit bist.

Mein Körper kann dir geben, was du brauchst.

Du kannst auf dich selbst vertrauen.

Dein Leben ist großartig. Alles was du benötigst ist in Überfluss vorhanden.

Du kannst dem Leben froh und voller Vertrauen entgegensehen.

Ich respektiere jede Entscheidung die du triffst.

Ich bewundere deinen Mut.

Ich sehe dich als meinesgleichen, auch wenn dein Körper noch wächst und lernt.

Ich akzeptiere, dass du jetzt Teil meines Lebens bist.

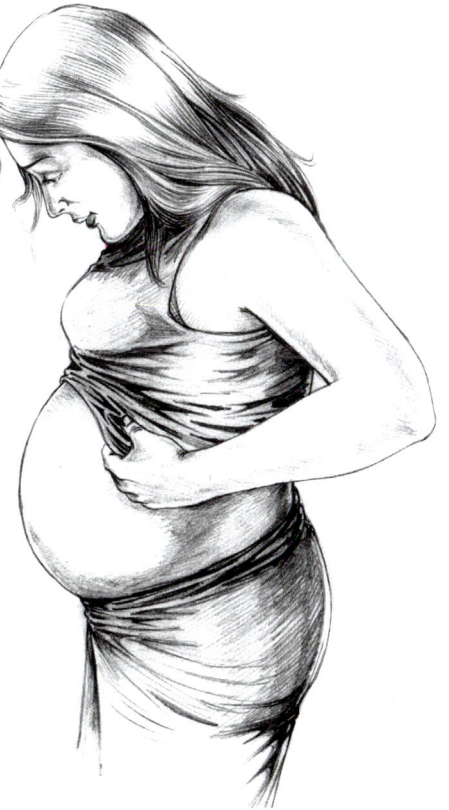

Dein Kommen ist eine Bereicherung für mein Leben.

Ich öffne mich allen Erfahrungen die ich durch dein Kommen habe und noch haben werde.

Ich öffne mich für alle neuen Einsichten, die deine Anwesenheit mir bringen.

Ich umsorge deinen prächtigen, vollkommenen Körper.

Ich umhülle deinen Körper mit Licht, Liebe und Wärme, sodass er gut wachsen kann.

Ich heiße dich voll Liebe in meinem Leben willkommen.

Ich gebe dir die Unterstützung die du brauchst.

Zweifel...

Ob es jetzt am Einfluss der Hormone liegt oder nicht, beinahe jede schwangere Frau erlebt Zweifel: "Bin ich auch eine gute Mutter?" Negative Affirmationen gewinnen die Oberhand und ergreifen sozusagen Besitz von dir. Dass dein Partner oft nicht weiß, wie er mit seiner panischen Frau umgehen soll, verstärkt das negative Gefühl noch und die Situation wird verschlimmert.

Ich kann mich an eine Situation während einer meiner Schwangerschaften erinnern, in der ich vollkommen verstört war. Ich dachte, dass ich es nicht wert war, Mutter zu sein. Leider wusste mein Mann auch nicht, wie er damit umgehen musste, aber wie gerne hätte ich die hier genannten Affirmationen gehört... Das einzige, was wir in solchen Momenten nämlich benötigen ist ein Coach, jemanden der uns erklärt, dass wir fantastische Mütter sein werden. Sorge darum auf alle Fälle dafür, dass dein Partner dieses Kapitel kennt. Dann kann er adäquat reagieren bei eventuellen Panikanfällen!

Die folgenden Affirmationen erleichtern die Momente der Zweifel oder Panikanfälle und machen sie erträglicher. Du kannst sie zur Vorbeugung verwenden aber auch wenn Zweifel und Panik schon zugeschlagen haben.

Dein Partner kann sie in die zweite Person setzen und dir zusprechen. So kann er dir in den Momenten des Zweifels und der Panik helfen.

Ich bin genau die richtige Mutter (Vater) für mein Kindchen.

Ich kann meinem Kindchen alles geben, was es benötigt.

Ich bin eine gute Mutter (Vater).

Jeden Tag bin ich besser und besser.

Dieses Kindchen hat mich bewusst auserwählt, mit all meinen Unvollkommenheiten.

Ich erlebe meine Unvollkommenheiten bewusst und arbeite jeden Tag daran eine bessere Mutter zu sein.

Ich darf jederzeit um Hilfe und Unterstützung bitten. Es ist ok um Hilfe zu benötigen.

*Mir wird
geholfen.*

Ich bin eine fantastische, liebevolle und geduldige Mutter.

Die Liebe für mein(e) Kind(er) ist allumfassend.

Ich bin allen Aufgaben der Mutterschaft gewachsen.

Ich bin es wert um Mutter zu sein. Ich bin es wert dieses Kindchen zu empfangen.

Ich sorge gut für mich selbst, sodass ich gut für andere sorgen kann.

Intuitiv weiß ich genau was gut ist für mein Kindchen und ich handle auch danach.

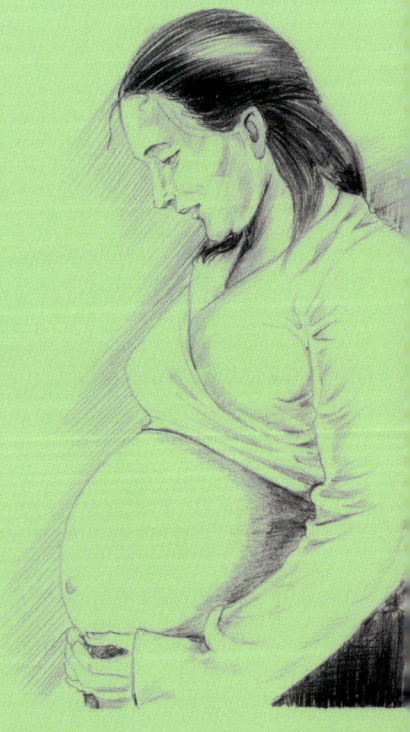

Ich bin diejenige die mein Kindchen am besten kennt.

Ich bin weise, rechtschaffen und geduldig.

Ich übernehme die Verantwortung für das Wachstum dieses Kindes.

Dieses Kindchen verändert mein Leben auf eine positive und liebevolle Art und Weise.

Was auch passiert, ich bin allem gewachsen.

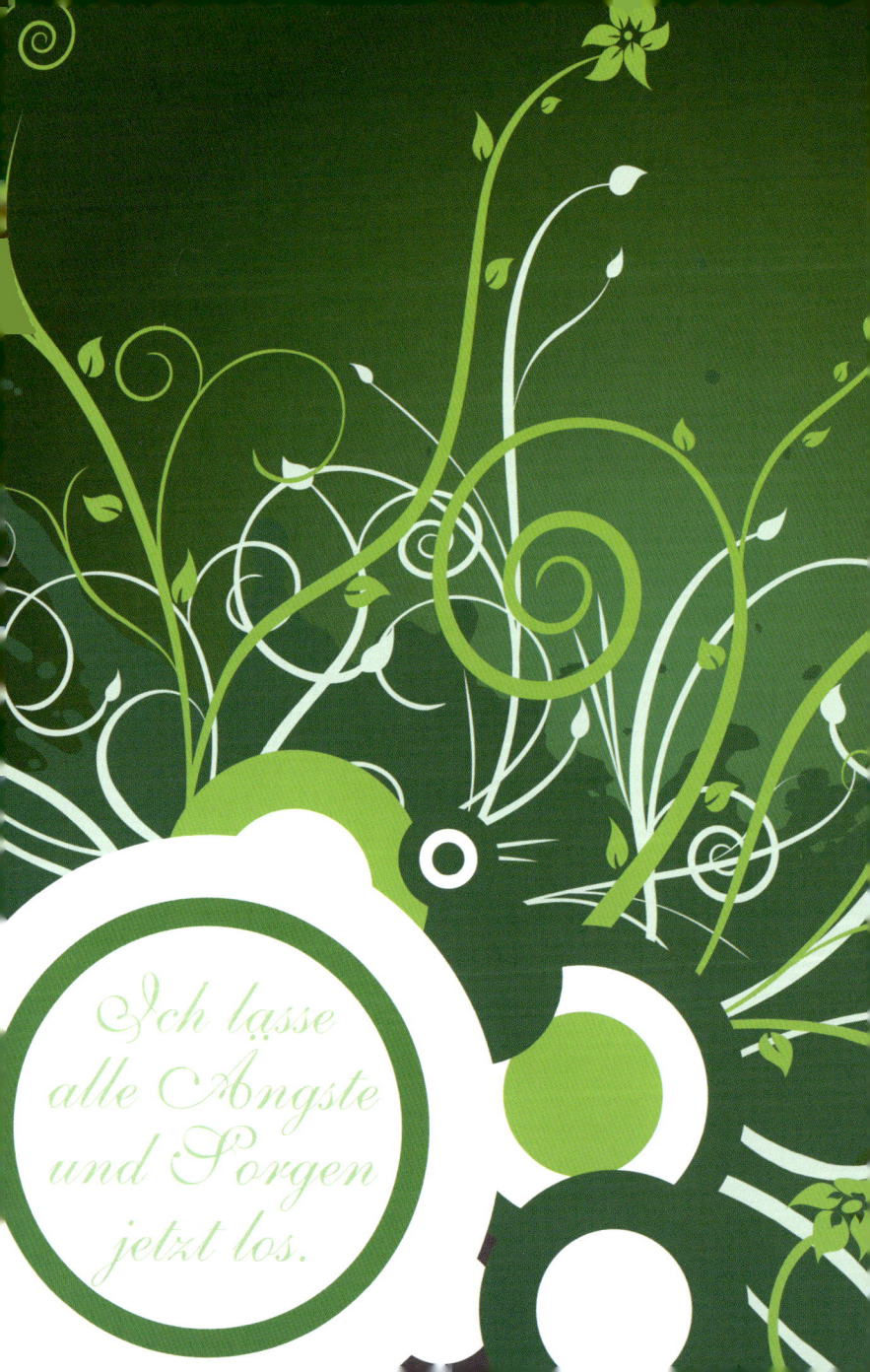

Ich lasse
alle Ängste
und Sorgen
jetzt los.

Spirituelle Affirmationen

Die folgenden Affirmationen behandeln den spirituellen Aspekt rund um Schwangerschaft und Geburt. Kannst du damit nichts anfangen oder geht es dir zu weit, lasse dieses Kapitel einfach aus.

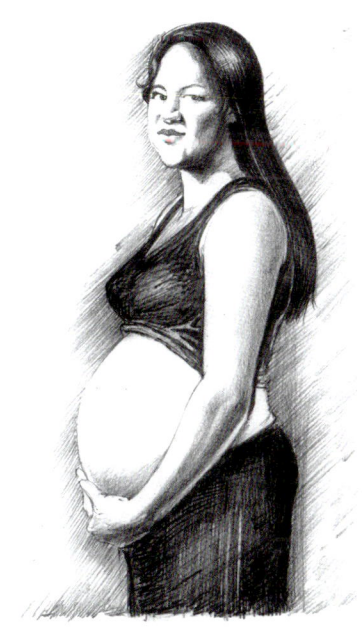

Ich höre auf die Eingebungen die ich von diesem Kindchen empfange.

Mein tieferes Ich wünscht sich das Kommen dieses Kindes und alle Erfahrungen die damit verbunden sind.

Mein Bewusstsein wächst ständig durch das Kommen dieses Kindes.

Wir befinden uns in einem Feld von Licht, worin alles stattfindet, was zu passieren hat.

Ich kann allen Seelen-Vereinbarungen die ich mit dieser Seele getroffen habe nachkommen.

Meine Seele hat schon immer auf das Kommen dieser Seele gewartet.

Ich lasse die Liebe dieser Seele in meinem Leben zu.

Ich bin bereit in den Spiegel zu schauen, den dieses Kindchen mir vorhält.

Ich lasse zu, dass dieses Kindchen meine Unvollkommenheiten reflektiert und bewundere es dafür.

Ich freue mich auf die Einweihung die diese Geburt mit sich bringt.

Ich vertraue auf meine Schutzengel und auch auf die meines Kindes.

Im mir wächst der Körper einer prächtigen Seele. Partner: Im Bauch meiner Frau wächst der Körper einer prächtigen Seele.

Ich bin dankbar, dass diese Seele mich auserwählt hat als Mutter (Vater).

Ich respektiere und akzeptiere die Seelenentscheidungen meines Kindes.

Ich bin in Kontakt mit der Urmutter, die mich führt und unterstützt.

Ich erfahre Hilfe von allen Müttern, die vor mir waren.

Schwangerschaftsbeschwerden und –komplikationen

Oft sind körperliche Beschwerden Symptome von Störungen, die nicht allein den Körper sondern auch den mentalen Zustand widerspiegeln. Für den körperlichen Aspekt der Beschwerden, verweis ich dich auf die vielen (alternativen) Bücher, die darüber zu finden sind, und an deine Hebamme, Hausarzt oder Gynäkologen.

Um diesen Leiden zuvor zu kommen oder sie zu behandeln, helfen Affirmationen die sich auf den psychologischen Hintergrund dieser speziellen Beschwerden richten. Als Richtschnur dafür habe ich das Buch 'The key to self-liberation' von Christiane Beerlandt verwendet.

Plagen dich ein oder sogar mehrere der genannten Beschwerden, dann rate ich dir sicher an die Methode von Seite 13, "Brich mit deine negativen Überzeugungen", zu verwenden. Verwende jeden Tag nur eine Affirmation, arbeite daran und setzte erst am nächsten Tag mit der folgenden Affirmation fort. Wieder einen Tag später nimmst du dir die dritte Affirmation vor.

Hast du keine der folgenden Beschwerden, kannst du die Affirmationen auch zur Vorbeugung verwenden.

• Beckeninstabilität

Ich nehme die Fäden meines Lebens selbst in die Hände. Ich nehme meinen Platz in diesem Leben ein. Ich bin fest verwurzelt wie ein Baum.

• Blasenentzündung

Ich lasse alle Aggressionen jetzt los. Ich öffne mich für das Leben. Ich blühe von innen auf.

• Blutarmut

Ich sehe, ich rieche, ich fühle, ich höre und ich erfahre bewusst das Schöne des Lebens. Ich höre auf meine eigenen Wünsche.

• Frühzeitige Wehen

Mein Kindchen wird genau zum richtigen Zeitpunkt geboren, wann auch immer das ist. Ich akzeptiere das Leben in all seiner Vollheit. Ich bin dankbar für mein Leben.

• **Hämorrhoiden**
Ich lasse alle Gedanken und Gefühle die mir keine
Freude schenken los. Ich befreie mich von meinen
selbst auferlegten Grenzen. Ich stelle mich in den
Mittelpunkt meiner Welt.

• **Hautprobleme**
Ich bin offen und ehrlich zu mir selbst und zu
anderen. Die prächtige Energie die in mir ruht lasse
ich nach außen strahlen. Ich bin sicher und geborgen.

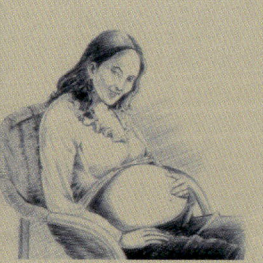

• **HELLP-Syndrom**
Ich stehe jetzt auf eigenen Beinen. Ich
erkenne meine Sanftheit und ich nehme
mein Frausein an. Ich höre auf mein
Herz. Ich sorge gut für mich selbst. Ich
vertraue auf meine göttliche Quelle. Ich
lasse alle meine Emotionen jetzt los.

• **Hoher Blutdruck**
*Ich liebe mich so wie ich bin.
Ich akzeptiere alle meine
Gefühle und Emotionen. Ich
vertraue auf meine eigene
Natur.*

• **Inkontinenz (Blasenschwäche)**
Ich nehme das Leben in Sanftheit und Liebe an. Ich übergebe mich meinem tiefsten Selbst. Ich fühle mich sicher und vertraut in mir selbst.

• **Juckreiz**

Auch die unangenehmen Aufgaben des Lebens erfülle ich mich Freude. Ich akzeptiere, dass alles einem richtigen Zeitpunkt unterliegt. Ich bin von großem Wert. Alle Möglichkeiten liegen offen vor mir.

• **Karpaltunnelsyndrom**
Ich stehe auf eigenen Beinen. Ich erlaube mir, das Leben in volle Zügen zu genießen. Mein Blick ist weit und offen.

• Krampfadern

Selbstbewusst kreiere ich mein eigenes Leben. Ich gebe mir den Raum den ich brauche. Ich erkenne meine innerliche Pracht. Ich erkenne meine innerliche Kraft.

• Rückenschmerzen

Ich bin fähig mich selbst zu unterstützen. Ich fühle mich sicher, geborgen und kräftig und ruhe in mir selbst. Ich kann mir selbst geben was ich brauche.

• Schlaflosigkeit

Ich vertraue darauf dass alles so geschieht, wie es sein muss. Ich vertraue auf den Zufall. Ich vertraue mich dem Leben an. Ich entspanne mich vollkommen.

• Schwangerschaftsdiabetes

Ich gebe mir selbst die Liebe die ich benötige. Ich entdecke meine eigene Schönheit. So wie ich bin, bin ich gut und das in jedem Moment meines Lebens.

• Schwangerschaftserbrechen

Ich darf sein wer ich bin. Ich heiße mich in Liebe willkommen.

• Schwangerschaftsstreifen (Stria)

Ich strahle prächtige Energie aus. Ich bin sicher und geborgen. Ich lasse mich mitführen auf dem Strom des Lebens.

• Schwangerschaftsvergiftung
Ich bin sicher in mir selbst. Ich bin Meister über meinen Körper, ich herrsche über mein Sein. Ich kreiere mein eigenes Leben.

• Sodbrennen
Ich nehme mir Zeit um meine Gefühle zu verarbeiten. Ich fühle mich geborgen in mir selbst. Ich gehe meine Probleme beherzt und tatkräftig an.

• Toxoplasmose
Ich schätze meinen Körper. Ich entdecke den wertvollen Schatz in mir selbst. Ich bin gefüllt mit Liebe. Ich bestimme in meinem Leben. Ich habe mein Leben selbst in der Hand.

• Übelkeit

Ich lasse neue Erfahrungen und neue Einsichten in meinem Leben zu. Ich akzeptiere das Leben so wie es jetzt ist. Ich nehme das Kindchen in mir selbst an. (Diese letzte Affirmation betrifft nicht dein Baby in deinem Bauch sondern dein eigenes Kindchen-Sein. Das ist der Teil von dir, der noch immer das kleine Kindchen ist.)

• Vaginaler Ausfluss

Ich bin mir selbst treu. Meine eigene Kraft lässt mich aufblühen. Ich wärme mich an meiner eigenen Liebe.

• Wadenkrämpfe

Ich bin mir meiner Kraft bewusst. Ich vertraue auf meine Intuition. Ich glaube an mich und vertraue mir.

• Wasseransammlungen

Ich lasse meine Emotionen frei strömen. Die Freude in mir selbst strahlt nach außen und ich übertrage sie an andere. Ich lasse mich führen durch die Impulse meiner Intuition.

Eintreten ins Becken & Steißlage

Gegen Ende der Schwangerschaft treten die meisten Babys ins Becken ein. Es ist als ob sie sich vorbereiten und auf das Startzeichen zur Geburt warten, auch wenn die eigentliche Geburt noch Wochen auf sich warten lassen kann. Tritt ein Kindchen nicht ins Becken ein, bedeutet das nicht unbedingt, dass die Geburt nicht natürlich verlaufen kann. Allerdings ist die Möglichkeit größer, dass die Geburt schwer wird, lange dauert oder sogar mit einem Kaiserschnitt endet. Darum machen sich die meisten werdenden Mütter Sorgen, wenn ihr Kindchen nicht ins Becken eintritt oder sogar in Steiß- oder Querlage liegt.

Oft genug wird auch erzählt, dass Babys im letzten Moment ins Becken eintreten oder sich kurz vor der Geburt von einer Steißlage in eine normale Lage drehen. Tatsache ist, dass eigentlich alles offen und möglich ist – vertraue darauf, dass die folgenden Affirmationen, die sowohl für dich als auch für dein Baby gedacht sind, bei einem natürlichen Verlauf der Geburt helfen.

Ich lasse meine Bedürfnisse und Erwartungen rund um das Eintreten meines Babys ins Becken los.

Mein Baby tritt in dem Moment ins Becken ein, der ihm am besten erscheint.

Ich gebe meinem Baby allen Raum um seinem eigenen Tempo beim Eintreten ins Becken zu folgen.

Meine Gebärmutter bietet meinem Kindchen genug Platz um sich zu drehen.

Ich lasse meinem Kindchen die Freiheit selbst zu bestimmen auf welche Art und Weise es geboren werden will.

Ich vertraue darauf, dass die Geburt gut verläuft, unabhängig von der Lage meines Kindes.

Ich vertraue der Natur. Ich vertraue meiner Natur.

Ich umarme das Leben.

Ich gebäre mein Kindchen, sodass es mit vollen Zügen leben kann.

Ich vertraue auf meine Intuition.

Wir sind auf dieser Erde um in Freude zu leben.

Das Leben ist herrlich.

Ich entspanne mich, in dem Wissen, dass alles gut ist.

Ich vertraue mich dem natürlichen Prozess des Fortbringens von Leben an.

Ich werde selbst neu geboren, um dieses Leben zu geniessen.

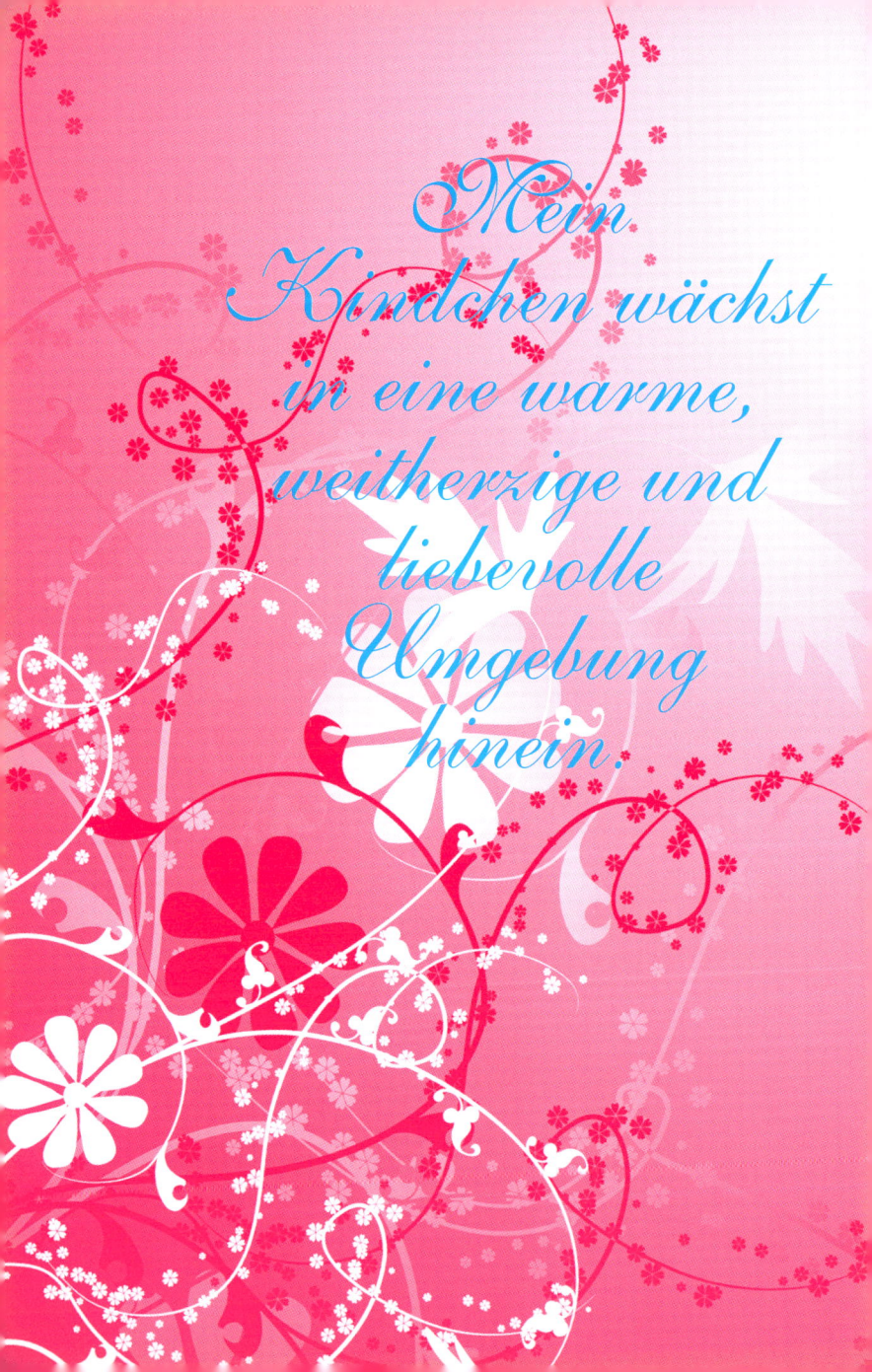

Mein
Kindchen wächst
in eine warme,
weitherzige und
liebevolle
Umgebung
hinein.

Deine eigene Geburt

In deinem Unterbewusstsein ist die Erinnerung an deine eigene Geburt eingeprägt. Vor allem wenn deine Geburt traumatisch verlaufen ist, spielen diese Erinnerungen eine große Rolle in deinem heutigen Leben. Das kann der Grund dafür sein, dass du voll Nervosität und mit Ängsten der Geburt deines Kindes entgegensiehst. Gefühle, die auf den ersten Blick unerklärlich scheinen, wie Angst und Nervosität, können sich auf dein Kindchen übertragen. Es ist darum anzuraten, um dir deine eigenen Geburt in Erinnerung zu rufen und zu verarbeiten. Die hier genannten Affirmationen können dir dabei helfen.

Das gilt übrigens auch für jeden, der bei der Geburt zugegen ist, sogar wenn es sich um deine Schwester oder Mutter handelt. Ihre Ängste können sich auf dich und dein ungeborenes Kindchen verlagern. Auch können sie, wenn sie ängstlich sind, die Energie im Raum, in dem dein Kindchen geboren wird, beeinflussen. Möchtest du jemanden einladen, während der Geburt zugegen zu sein, kannst du auch ihnen folgende Affirmationen zur Vorbereitung geben.

Ich akzeptiere meine eigene Geburt mit all ihren Facetten.

Ich vergebe allen, die bei meiner Geburt zugegen waren, für Schmerzen und Ängste, mit denen sie mich während der Geburt konfrontiert haben.

Ich lasse jeden Kummer in Bezug auf meine Geburt los.

Ich schaue in Liebe zurück auf meine Geburt.

Ich vergebe mir selbst für alle Schmerzen und Ängste während meiner Geburt.

Die Welt ist ein prächtiger Ort. Es ist herrlich auf dieser Erde zu leben.

Ich sehe meiner Zukunft mit Enthusiasmus und Freude entgegen.

Ich bin dankbar für mein Leben.

Ich nehme das Leben an, ich lebe.

$\mathcal{D}$ie Geburt

Mit den Vorbereitungen auf die Geburt kannst du schon in den ersten Wochen der Schwangerschaft beginnen, indem du mit den Affirmationen dieses Buches arbeitest. Eine gute Hilfe dabei ist, dir die Geburt zu visualisieren (vor Augen zu halten), genau so, wie du den Verlauf gerne haben möchtest. Viele Frauen leben mit Schreckbildern über den Verlauf der kommenden Geburt. Zwar ist es gut, sich mit eventuellen Problemen vertraut zu machen, das regelmäßige Abspielen von Schreckensszenarios in deinem Kopf kommt jedoch niemandem zugute. Jedes Mal wenn so ein Schreckensszenario in dir aufkommt, stellst du diesem das positive Szenario einer reibungslosen Geburt gegenüber. Das funktioniert auch äußerst gut bei Müttern, die schon eine Problemgeburt hinter sich haben und einer erneuten Geburt mit Befürchtungen entgegensehen.

Es ist eine Tatsache, dass bereits die Affirmationen der vorherigen Kapitel dafür sorgen, dass du mit größerem Vertrauen der Geburt deines Babys entgegengehst. Die folgenden Affirmationen sind jedoch speziell darauf gerichtet, um eine mühelose, gute und sichere Geburt zu gewährleisten.

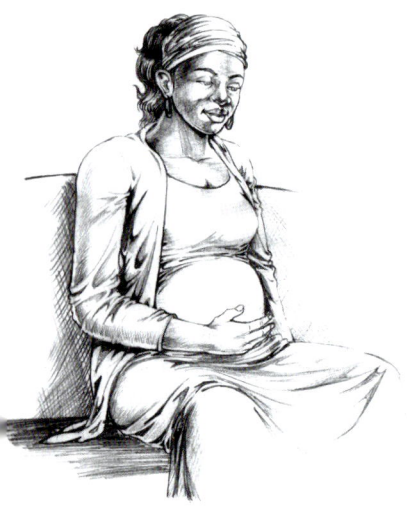

Ich sehe eine mühelose, einfache und harmonische Geburt für mein Kindchen und mich.

Mein Körper ist fähig, mein Kindchen gesund und vollkommen zur Welt zu bringen.

*Während aller Wehen
bin ich
ruhig und voller Vertrauen.*

Während der Geburt öffnet mein Körper sich entspannt und geschmeidig.

Ich bin allem gewachsen, das während der Geburt auf mich zukommt.

Ich akzeptiere den gesamten Ablauf der Geburt vollkommen.

Ich freue mich auf die Geburt.

Ich sehe der Geburt mit Vertrauen entgegen.

Mein Körper weiß ganz genau, was er zu tut hat, um mein Kindchen gesund auf die Welt zu bringen.

Ich öffne mich einer fantastischen Geburt.

Während der Geburt suche ich immer wieder Kontakt mit meinem Kind, das vor einem großen Sprung steht.

Während der Geburt gibt der Geburtskanal geschmeidig den Weg frei.

Während der Geburt ist mein Damm so weich wie Pudding.

Während der Geburt gleitet mein Kindchen geschmeidig und mühelos durch den Geburtskanal.

Während der Geburt gestehe ich meinem Körper zu sich zu öffnen.

Ich vertraue mich vollkommen den Prozessen meines Körpers an.

Der Kopf meines Babys passt perfekt durch den Geburtskanal.

Der Geburtskanal öffnet sich mühelos für mein Kindchen.

Ich weiß genau, welche Haltung die richtige für diese Geburt ist.

Ich bestimme selbst, was ich will und nicht will während dieser Geburt.

Spirituell

Meine Seele steht in ständiger Verbindungen, mit den Müttern die mir voraus gegangen sind.

Meine Seele weiß alles was nötig ist, um mein Kindchen zur Welt zu bringen.

Während der Geburt befinde ich mich in einem meditativen Zustand, in ständigem Kontakt mit den Engeln die uns begleiten.

Während der Geburt erfahre ich Hilfe von der Urmutter.

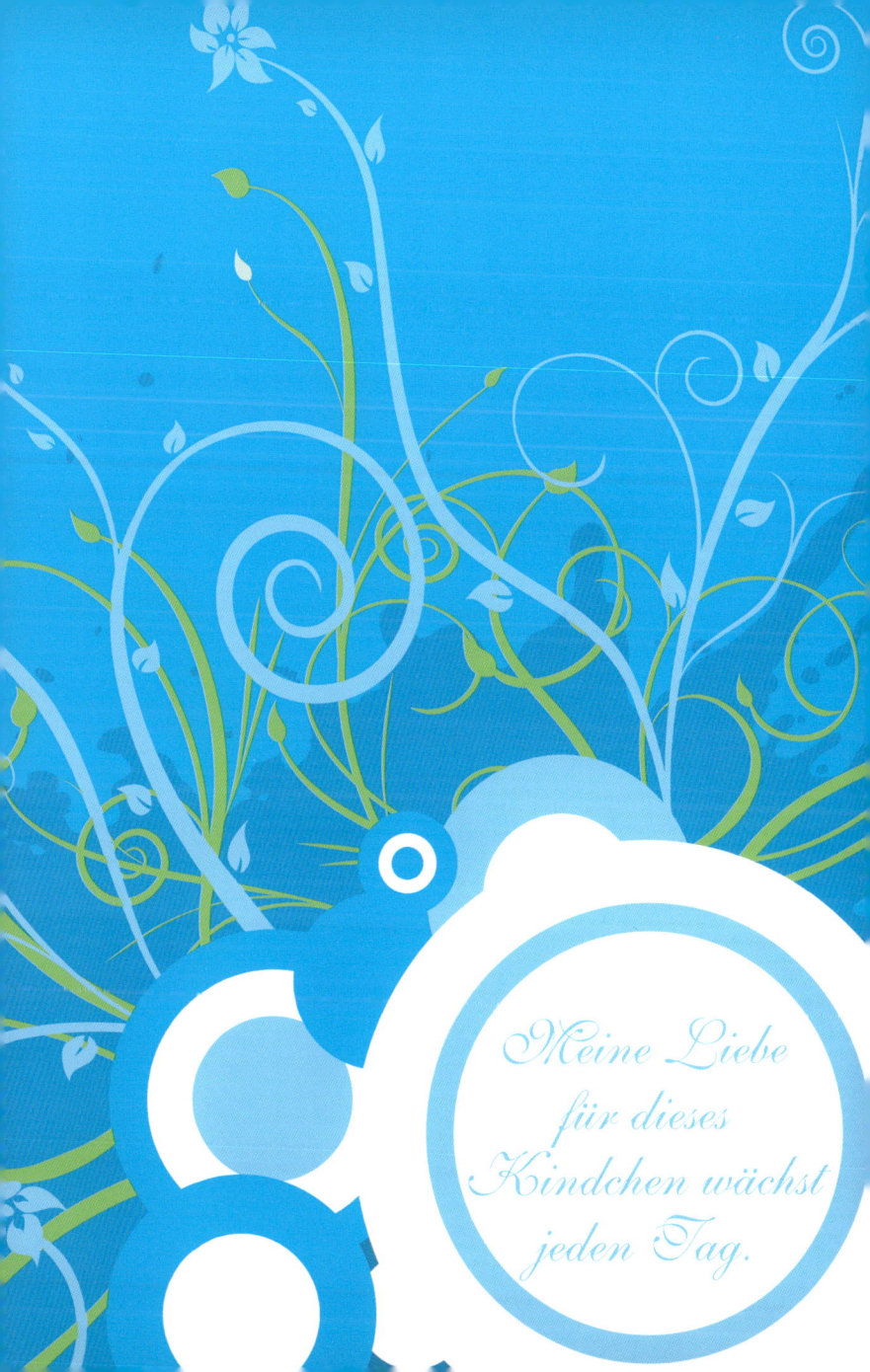

Meine Liebe
für dieses
Kindchen wächst
jeden Tag.

Während der Geburt

Die vorhergehenden Affirmationen kannst du auch während der Geburt verwenden. Du kannst sie selbst aussprechen oder durch deinen Partner vorlesen lassen, um so mentale Unterstützung zu erfahren. Die folgenden Affirmationen können einfach beigefügt werden. Du kannst sie selbst aufsagen. Willst du das nicht oder bist du nicht fähig dazu, kann dein Partner sie dir ins Ohr flüstern. Eine andere Möglichkeit ist das Abspielen des MP3 Bestandes, der diesem Buch gratis beigefügt ist. Stelle ihn dann während der Geburt einfach auf Wiederholung.

Gratis downloaden des MP3-Bestandes auf: www.palaysia.com/zfile3

Ich bin entspannt, sanft und flexibel.

Ich bin geborgen.

Ich vertraue vollkommen auf die Kräfte, die mein Kindchen und mich begleiten.

Alte Ängste und Sorgen lasse ich jetzt los.

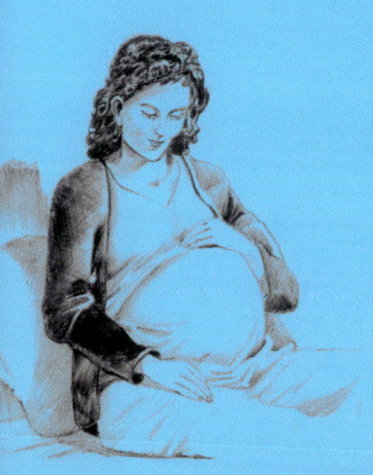

Ich öffne mich der universellen Lebenskraft.

Mein Kindchen ist geborgen. Liebe umhüllt mein Kindchen und mich.

Ich tue es gut.

Ich bringe dieses Kindchen zur Welt um das Leben zu feiern.

Ich bin dankbar für das Leben.

Ich öffne meine Gebärmutter voller Hingabe.

Ich bleibe im Feld von Licht und Liebe.

Ich stehe in Verbindung mit der Urkraft die mich führt und unterstützt.

Ich öffne mich allem Guten. Ich bin gesegnet.

Ich bin ein fantastischer Mensch. Ich bin es wert dieses Kindchen in meinem Leben zu empfangen.

Alle Träume über diese Geburt lasse ich jetzt los. Die Geburt ist vollkommen so wie sie ist.

Jede Wehe bringt dieses Kindchen näher zu uns.

Ich gestehe dem neuen Leben zu geboren zu werden.

Ich kann alles tragen. Ich bin ruhig und entspannt.

Mein Körper weiß genau was er zu tun hat.

Mein Körper ist die Eintrittspforte für dieses neue Leben.

Ich öffne mich allen neuen Einsichten, die ich durch die Anwesenheit dieses Kindes erfahre.

Ich bin bereit, um dieses Kindchen zu empfangen.

Ich vertraue mich vollkommen dem Geburtsprozess an.

Meine Intuition ist stark und richtig. Ich weiß instinktiv genau was gut ist.

Während der Geburt an dein Baby gerichtet

Während der Geburt bist du als werdende Mutter vor allem auf dich selbst gerichtet. Auch der werdende Vater ist darauf aus, es dir so angenehm wie möglich zu machen. Oft wird dabei vergessen, auch den Kontakt mit dem Kindchen zu suchen, dass ebenfalls alles Mögliche mitmacht. Die folgenden Affirmationen unterstützen das Kindchen bei diesem großen Sprung.

Stelle dir vor, mit so fantastischen Wörtern empfangen zu werden...

Es hilft der werdenden Mutter auch enorm, um Kontakt zu suchen mit dem Kindchen, da sich so ihr Focus auf etwas anderes richtet, als den Vorgang der Geburt. Aber auch der Vater kann das Zusprechen und Coachen eueres Kindes als eine nützliche und wertvolle Aufgabe erfahren.

Auch nach der Geburt können die meisten dieser Affirmationen für das aufwachsende Kindchen verwendet werden.

Die Zutrittspforte zur Erde öffnet sich für dich.

Du bist willkommen und wählst den Zeitpunkt deines Kommens selbst.

Du siehst einem fantastischen Leben entgegen.

Du bist fähig, alle deine Pläne auszuführen.

Du bist vollkommen so wie du bist.

Du bist dem Leben gewachsen und hast die Kraft zu erreichen was du möchtest.

Zu jeder Zeit wirst du durch fantastische und liebevolle Wesen unterstützt.

Was du auch tust, wir lieben dich.

Lasse dich entspannt mitnehmen durch den Strom des Lebens.

Du kannst ruhig und voll Vertrauen durch diese Pforte gehen.

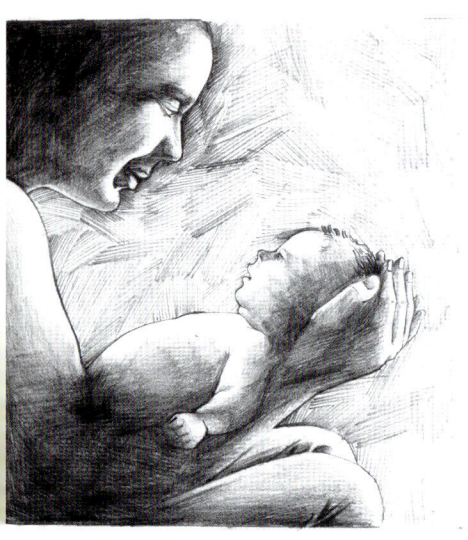

Wir nehmen dich vollkommen an, genau so wie du bist.

Du darfst deinen Platz auf dieser Welt einnehmen.

Die Welt ist ein fantastischer Ort.

Deine Lebenskraft führt dich, auf dem von dir auserwählten Weg.

Du besitzt das Vermögen, dich durch deine innere Kraft zu stärken.

Du bist bei uns willkommen.

Du wirst geliebt.

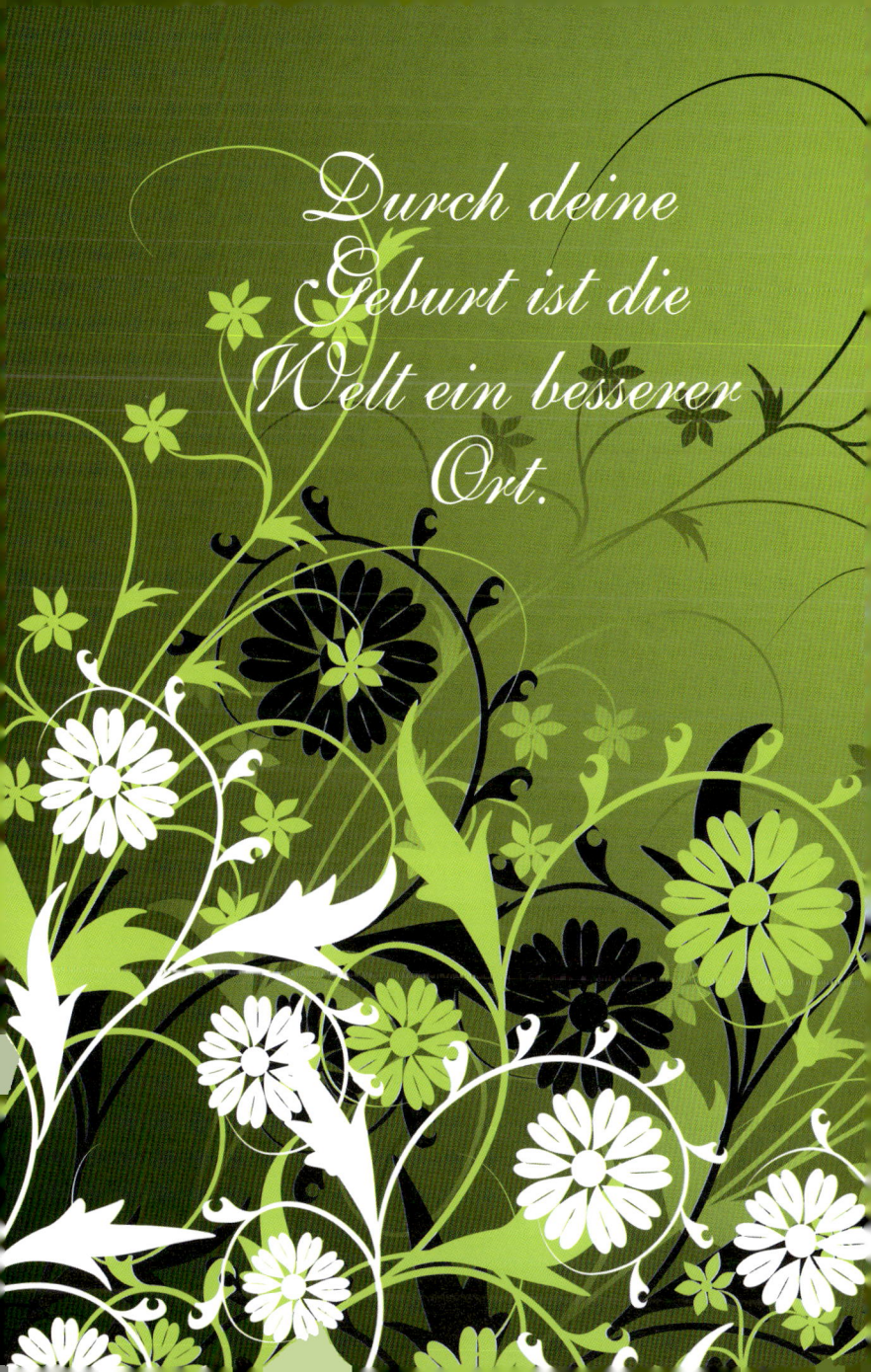

Durch deine Geburt ist die Welt ein besserer Ort.

Willkommen heißen auf der Erde

Dein Kindchen ist geboren... Es hat die erste Luft in seine Lungen gesogen, sein Körper bewegt sich im freien Raum und vielleicht hat es sogar seine Augen offen. Voller Rührung schaut ihr auf dieses besondere Wesen, die starke Seele in diesem winzigen Körper, der euch anvertraut wurde.

Dieses Kindchen kann die Wörter, die ihr aussprecht noch nicht verstehen. Hast du jedoch gewusst, dass was du auch sagst nur zu 7% mitbestimmt, was ein anderer hineininterpretiert? Viel wichtiger beim kommunizieren, sind die Körpersprache, die Betonung und die Absicht, nämlich das Gefühl, mit dem du sprichst. Dein neugeborenes Baby fühlt ganz genau, was du meinst wenn du sagst: "Willkommen bei uns."

Welche Wörter soll dein Kindchen als erstes hören? Es ist gut jetzt schon darüber nach zu denken. Sei jedoch darauf vorbereitet, dass du kurz nach der Geburt sehr emotionell bist und daher ganz andere Dinge zu deinem fantastischen Kindchen sagen kannst und wirst!

Nach der Geburt

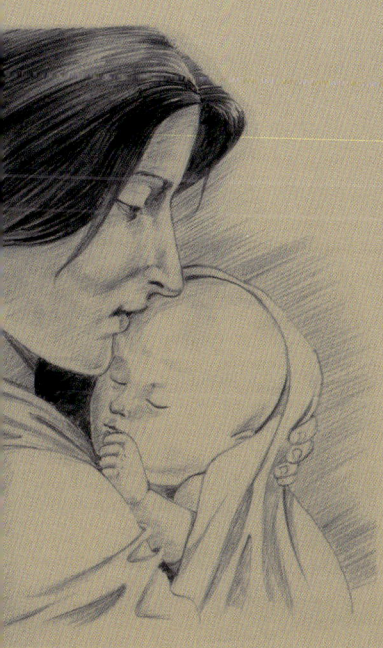

Und dann liegt dein Kindchen in deinen Armen... neue Gefühle durchströmen dich und neue Ängste tauchen auf. Du musst dich nicht nur körperlich, sondern auch geistig von einer Geburt voller Eindrücke erholen. Die folgenden Affirmationen helfen dir alles zu verarbeiten und ein zu ordnen.

Meine Familie ist ein liebevoller Heimathafen für uns alle.

Wir sind unlösbar miteinander verbunden.

Ich habe es gut gemacht.

Ich lasse zu, dass mich die Liebe grenzenlos durchströmt.

Ich spüre die Bedürfnisse meines Babys und reagiere darauf, genauso wie es sein soll.

Alles ist vollkommen. Alles Gute kommt zu mir und meinem Kindchen.

Ich fühle mich getragen in meiner Mutterschaft (Vaterschaft).

Ich bin eine gute Mutter.

Ich schaue in Liebe zurück auf die Geburt.

Ich vergebe mir für Schmerzen und Ängste während dieser Geburt.

Mein Kindchen ist geborgen. Liebe umgibt mein Kindchen und mich.

Alle Ängste und Sorgen lasse ich jetzt los.

Ich akzeptiere, dass dieses Kindchen jetzt Teil meines Lebens ist.

Mein Leben ist bereichert, durch das Kommen dieses Kindes.

Ich öffne mich allen Erfahrungen, die ich durch das Kommen dieses Kindes mache und noch machen werde.

Ich öffne mich allen neuen Einsichten, die ich durch die Anwesenheit dieses Kindchen erfahre.

Meine Liebe für dieses Kindchen wächst jeden Tag.

Ich tue automatisch, was gut ist für mein Kindchen.

Ich höre auf Eingebungen, die ich von diesem Kindchen bekomme.

Was ich auch tue, es ist gut.

Mein Kindchen wächst in eine warme, liebevolle Umgebung hinein.

Ich sorge gut für mich selbst.

Ich ruhe genügend aus.

Es gibt Menschen, die mich unterstützen.

Ich darf meine verdiente Ruhe genießen.

Ich vertraue auf die Kräfte die uns umringen.

Mit diesem Kindchen ist eine gewaltige Menge Freude in mein Leben gekommen.

Ich bin allem gewachsen, was in unserem Leben passiert.

Stillen

Wenn du dich dafür entscheidest, dein Kindchen zu stillen, hast du sicher schon gehört oder gelesen, dass dieses Stillen nicht immer automatisch gut geht. Auch hier spielen bewusste und unbewusste Überzeugungen eine wichtige Rolle.

Du kannst schon vor der Geburt mit diesen Affirmationen beginnen. Visualisiere in diesem Fall, dass du dein Kindchen in Armen hältst und es bei dir an der Brust trinkt. Nach der Geburt ist es hilfreich, diese Affirmationen während des Stillens zu lesen oder abzuspielen.

Mein Körper bietet meinem Kindchen alles was es nötig hat.

Ich gewähre meinem Kindchen, sich an meinem Körper zu nähren.

Ich habe Milch in Überfluss und lasse sie meinem Baby frei zukommen.

Ich lasse alle Gedanken über ungenügende Milch los.

Ich lasse alle Ängste die in Zusammenhang stehen mit dem Stillen jetzt los.

Ich ernähre mein Kindchen mit Liebe und Freude.

Ich freue mich auf meine Großzügigkeit.

Ich bin fähig meinem Kindchen alles zu geben, was es braucht.

Auch wenn ich alles an mein Kindchen gebe, ist immer genügend für mich vorhanden.

Ich bin geduldig und großzügig.

Ich esse, was dem Körper meines Babys zuträglich ist.

Mein Körper ist vital und gesund.

Alles was mein Kindchen braucht, kann mein Körper produzieren.

Mein Körper hält mein Kindchen gesund.

Mein Körper lässt alles durch, was gut ist für mein Baby.

Ich gebe in Überfluss an mein Baby.

Spirituell
Ich werde gespeist durch die unerschöpfliche Quelle des Universums, sodass ich mein Baby ernähren kann.

Mit meiner Milch übertrage ich meine Liebe und mein Bewusstsein auf mein Baby.

Wenn Stillen trotz allem nicht möglich ist

Ich akzeptiere, dass ich mein Kindchen nicht selber stillen kann.

Auch Flaschennahrung ist gut für mein Kindchen.

Solange mein Kindchen meine Liebe bekommt, bekommt es was nötig ist.

Ich vergebe mir selbst.

Für dieses Kindchen ist es besser Nahrung aus der Flasche zu bekommen.

Ich habe mein Bestes gegeben.

Ich lasse meine Wünsche rund um das Stillen jetzt los.

Ich lasse alle Überzeugungen, die gegen mich arbeiten, jetzt los.

Tipp: Eine Bekannte von mir, bei der das Stillen einfach nicht funktionieren wollte, hat ihr Baby mit der Flasche so zu ihrer entblößten Brust gehalten, dass ihr Kindchen während des Trinkens dieselben körperlichen Empfindungen fühlen konnte wie beim tatsächlichen Stillen.

Wenn es nicht so läuft, wie du möchtest

Trotz der besten Vorbereitungen, Visualisierungen und Affirmationen kann es sein, dass die Geburt unerwartet ganz anders abläuft, als du dir vorgestellt hast. Vielleicht findet ein Notkaiserschnitt statt, hat dein Baby direkt nach der Geburt klinische Versorgung nötig oder wird dein Kind sogar tot geboren. Derartige Erfahrungen können sehr traumatisch sein, vor allem weil die Geburt ein Moment ist, in dem du sowieso besonders emotional reagierst. Auch eine Fehlgeburt, in welchem Stadium der Schwangerschaft sie auch stattfindet, ist mit Kummer verbunden.

Verwende die folgenden Affirmationen um die Geschehnisse akzeptieren zu können. Du kannst darin auch Trost finden und was noch viel wichtiger ist: du kannst so lernen dir zu vergeben. Du hast es gut gemacht, habe Vertrauen in das Leben. Alles hat so geschehen müssen, auch wenn es keine angenehme Erfahrung ist. Eines Tages wirst du den Wert dieser Erfahrung schätzen können.

Ich habe mein Bestes gegeben.

Ich bin frei von Schuld.

Ich akzeptiere vollkommen, was passiert ist.

Ich vergebe jedem, der einen Anteil an dem was geschehen ist trägt.

Es ist in Ordnung Kummer über den Verlauf der Dinge zu fühlen. Ich lasse meiner Trauer freien Lauf.

Ich vertraue darauf, dass die Seele meines Kindes diese Erfahrung erleben wollte.

Ich bin dankbar für diese Erfahrung, die mein Leben bereichert.

Ich lasse die Enttäuschung über das was passiert ist zu.

Ich bin dankbar für alles was das Leben mir gebracht hat, auch wenn ich es jetzt vielleicht noch nicht verstehe.

Ich vergebe mir selbst.

Ich weiß, dass bei einer nächsten Schwangerschaft, wieder alle Möglichkeiten offen sind.

Beim nächsten Mal kann es gut gehen.

Ich vertraue vollkommen auf das Leben.

Wenn das Kindchen gestorben oder tot geboren ist

Ich nehme Abschied von allen Erwartungen rund um die Geburt meines Kindes.

Ich lasse mein Kindchen jetzt in Freiheit gehen.

Ich werde immer in Liebe verbunden sein mit diesem Kindchen.

Wenn du verwirrt bist oder keine Muttergefühle hast

Jeder Mensch erfährt Liebe auf eine andere Art und Weise.

Meine Liebe zu diesem Kindchen befindet sich sehr tief in mir.

Geschwister

Für die anderen Kinder einer Familie ist das Kommen einen Babys eine große Veränderung – ganz sicher wenn das ältere Kindchen bis jetzt das einzige Kindchen gewesen ist. Sorge und Zuwendung von Mama und Papa müssen jetzt auf einmal mit einem anderen Kindchen geteilt werden. Und das beschränkt sich nicht nur auf Mama und Papa: Auch Besuch scheint – sicher in den Augen des Kindes – nur des Babys wegen gekommen zu sein. Und Mama liegt ständig im Bett und hat Ruhe nötig. Es kann auch gut möglich sein, dass das Kindchen verschiedenste unrealistische Erwartungen gehegt hat. Vielleicht hätte es lieber ein Schwesterchen bekommen anstelle des geborenen Jungens oder es hat es gedacht, sofort mit dem Baby Fußballspielen zu können.

Vor allem sehr kleine Kinder begreifen nicht so gut, warum sie das Baby nicht (wild!) an sich drücken dürfen oder sie daran gehindert werden, das Baby unsanft zu behandeln. Sind das Baby oder Mama nach der Geburt krank, dann steht die Welt des Kindes sowieso vollkommen Kopf.

Nach der Geburt meines zweiten Kindes fiel es mir sehr schwer, meinen Sohn zu meiner Tochter zu lassen. Er war ziemlich wild und wollte vor allem mit ihr 'herumtollen'. Meine Haltung ihm gegenüber war reaktiv, das heißt ich hielt ihn jedes Mal zurück wenn er in die Nähe des Babys kam. Auf diese Weise war ich diejenige, die eifersüchtige Gefühle ins Leben rief. Erst bei der Geburt unseres dritten Kindes realisierte ich mir, dass ich auch proaktiv handeln konnte. So besprach ich von vorneherein mit meinen Kindern, wie zart ein Baby sein konnte. Ich lernte auch, dass ich ruhig mehr Vertrauen in meine Kinder legen konnte.

Wir wissen nicht immer, was sich in den Köpfen unserer Kinder abspielt. Schon alleine darum ist es gut, nach der Geburt des Kindes, aber auch schon während der Schwangerschaft, mit den anderen Kindern an Affirmationen zu arbeiten. Die folgenden Affirmationen können als Richtschnur dienen. Passe sie an die jeweilige Situation an (mehrere Kinder, vor oder nach der Geburt, und so weiter). Lerne diese Affirmationen auswendig. Dann kannst du sie während des Spielens, des Essens, des Spazierengehens oder am Abend verwenden. Du wiederholst sie dann einfach von Zeit zu Zeit.

Je mehr Kinder Mama und Papa haben, je mehr Liebe haben Mama und Papa.

Meine Liebe zu dir wächst jeden Tag.

Was auch passiert, ich werde dich immer lieben.

Babys sind klein und zart, darum berühren wir sie immer sanft und vorsichtig.

Babys können noch nicht sagen, dass ihnen etwas nicht gefällt. Wir passen darum gut auf, was wir mit ihnen tun.

Babys sind noch zu klein, um sie so fest drücken zu können.

Sanftes Streicheln finden Babys fein.

Bei Babys machen wir alles ganz vorsichtig und leise: vorsichtig berühren, leise sprechen, leise singen, vorsichtig schaukeln.

Wenn das Baby gekommen ist, muss Mama viel schlafen.

Das Baby freut sich darauf mit dir zu spielen, wenn es größer ist.

Babys lernen erst krabbeln und danach gehen. Erst danach können sie gemeinsam mit dir Fußball spielen (oder etwas anderes worauf das Kind sich freut).

Das Baby kann es noch nicht sagen, aber es ist sehr froh, dich als Bruder oder Schwester zu haben.

Du bist ein wertvoller Teil unserer Familie.

Das Baby kann ein Junge sein oder ein Mädchen. Was es auch ist, wir werden es lieben.

Wenn das Baby geboren ist, kommen viele Leute, die das Baby gerne sehen wollen. Sie sind auch gekommen, als du geboren wurdest.

Bei Krankheit:
Ich begreife, dass es schwierig ist für dich. Mama (Das Baby) ist sehr krank und hat viel Ruhe (Zuwendung) nötig.

Schwanger werden

Vielleicht hast du dieses Buch schon zur Hand genommen, bevor du schwanger geworden bist, vielleicht möchtest du noch ein Kindchen bekommen. Wenn nicht alles so geht wie du es dir wünscht, eine Schwangerschaft auf sich warten lässt oder du eine Fehlgeburt hinter dir hast, kann diese Periode durch viel Spannung und Stress gekennzeichnet sein. Wenn du nur auf klinischem Weg schwanger werden kannst, dann kommen noch Medikamente und Eingriffe hinzu. Im Hinterkopf taucht immer wieder die Frage auf: "Was tun wir, wenn wir keine Kinder (mehr) bekommen können?" Es wird dadurch von Tag zu Tag schwieriger, um entspannt zu bleiben und das Vertrauen nicht zu verlieren.

Die folgenden Affirmationen helfen dir, Entspannung zu finden, Vertrauen zu gewinnen und mit negativen Überzeugungen zu brechen. Sie helfen dir aber auch, um zu akzeptieren, dass das Leben vielleicht für dich einen anderen Weg vorgesehen hat.

Ich erkenne meine eigene Kreativität.

Ich akzeptiere, dass ich schwanger werde, wenn der richtige Zeitpunkt dafür gekommen ist.

Ich vertraue darauf, dass die richtigen Dinge in meinem Leben passieren.

Ich bin fruchtbar.

Mein Körper ist fähig und bereit schwanger zu werden, wenn der richtige Moment für uns da ist.

Nur ich kann dafür sorgen, dass ich glücklich bin.

Ich stehe voll im Leben, ich erfahre meine volle Anwesenheit in diesem Leben.

Ich lasse es zu, dass meine innerliche Kraft mich führt.

Ich öffne mich mir selbst und meinem Leben.

Ich lebe um zu genießen. Ich genieße dieses Leben.

Ich entspanne mich. Ich vertraue auf meine eigenen Natur.

Ich bin glücklich mit mir selbst.

Ich bin es wert, ein Kindchen in meinem Leben zu empfangen.

Ich durchbreche die inneren Denkmuster die verhindern, dass ich schwanger werde.

Ich bin bereit die Verantwortung für ein Kindchen in meinem Leben zu übernehmen.

Ich öffne mich, um befruchtet zu werden.

Ich bin bereit eine Frucht in meiner Gebärmutter zu empfangen.

Ich bin jetzt bereit, ein Kindchen in meinem Leben zu empfangen.

Ich öffne mich der fantastischen Seele, die mich als Mutter auserwählt hat.

Wenn eine Schwangerschaft aus klinischen Gründen nicht möglich ist

Ich akzeptiere die Tatsache, dass das Leben andere Pläne für mich hat. Ich drücke meine Kreativität und Fruchtbarkeit auf andere Art und Weise aus. Ich bin gut und perfekt, auch wenn mein Körper Mängel aufweist. Ich akzeptiere den tieferen Grund, der verhindert, dass ich schwanger werde. Ich lasse meinen Wunsch selbst Kinder zu bekommen jetzt los. Ich erlaube mir, zu trauern. Ich darf traurig sein.

Bei einer Fehlgeburt

Der Mittelpunkt meines Lebens liegt in mir selbst. Ich nehme mein Leben in eigene Hände. Ich befreie mich von meinen selbstauferlegten Beschränkungen. Ich ziehe mich in mein Inneres zurück um dort meinen Kern zu erfahren. Freude und Freiheit dürfen mein Leben durchfluten. Ich bin sanft und warm zu mir selbst. Dieses Baby war noch nicht bereit zu leben. Ein nächstes Kindchen ist bereit, geboren zu werden. Mein Körper ist fähig, eine Schwangerschaft bis zu ihrem Ende aus zu tragen.

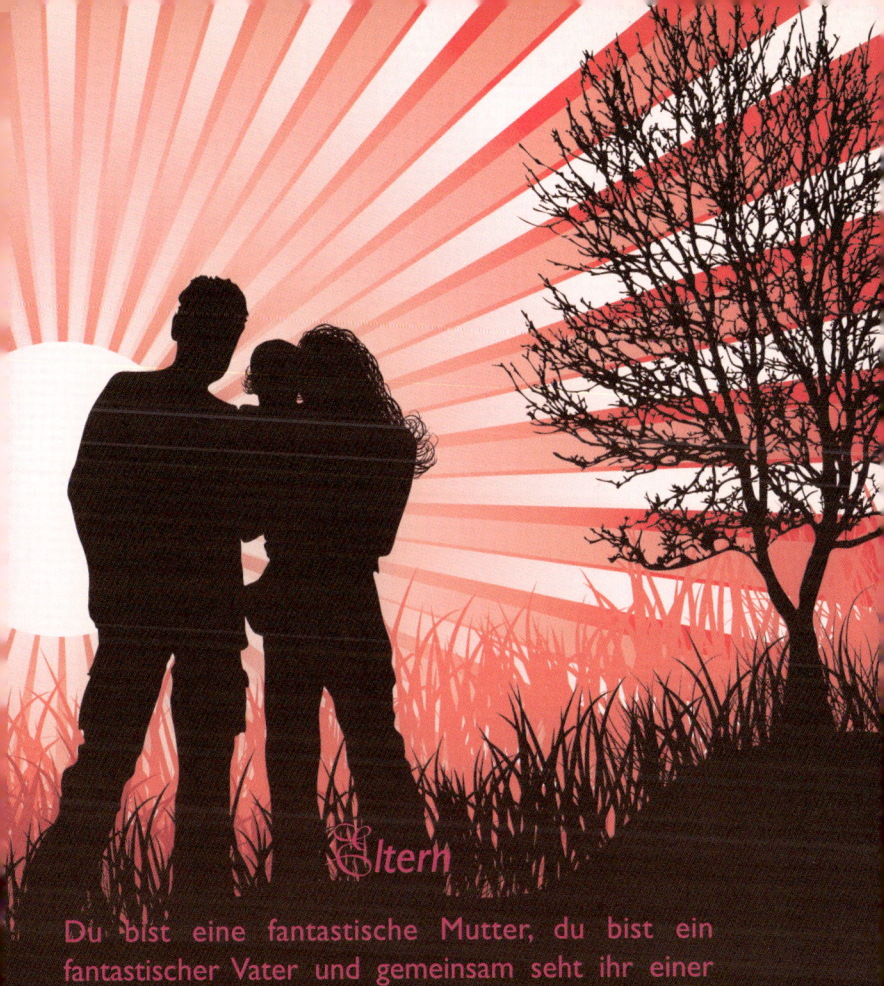

Eltern

Du bist eine fantastische Mutter, du bist ein fantastischer Vater und gemeinsam seht ihr einer herrlichen Zeit entgegen. Du hast die Kraft, dieses Kindchen zu begleiten und zu einem ausgeglichenen, starken und glücklichen Erwachsenen heranwachsen zu lassen. Was auch passiert in eurem Leben, die Liebe zu eurem Kindchen wird immer gegenwärtig sein. Ab jetzt reist ihr gemeinsam durchs Leben, verbunden in Liebe, befreit durch Liebe. Willkommen in eurem neuen Leben!

Inhaltsangabe

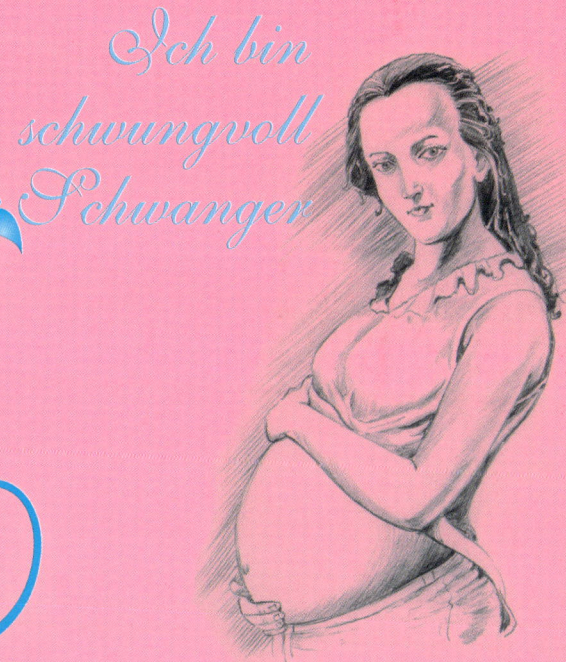

Ich bin
schwungvoll
Schwanger

Das Schöne am Arbeiten mit Affirmationen ist, dass du dich dadurch froh und leicht fühlst. Das alleine ist schon Grund genug an jedem Tag deiner Schwangerschaft mit Affirmationen zu arbeiten.

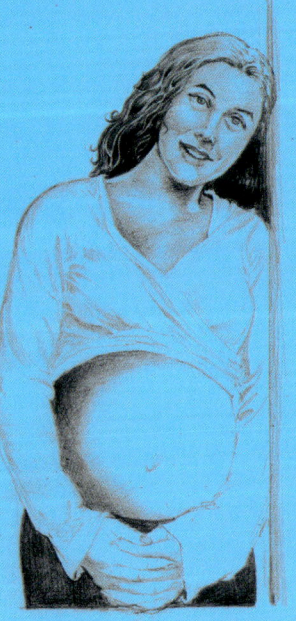

Natürlich können Affirmationen auch in anderen Gebieten deines Lebens Anwendung finden. Ich lade dich daher ein auf meiner www.denkenistlenken.de mehr darüber zu lesen.

Mein Verlag, Palaysia, hat noch mehr Bücher zu bieten. Bring einen Besuch an www.palaysia.de.